失智症

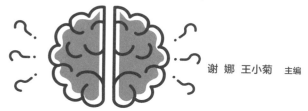

谢 娜 王小菊 主编

康养照护指南

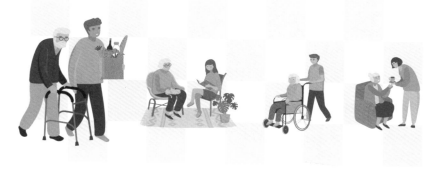

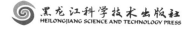

黑龙江科学技术出版社
HEILONGJIANG SCIENCE AND TECHNOLOGY PRESS

图书在版编目（CIP）数据

失智症康养照护指南 / 谢娜，王小菊主编 . -- 哈尔滨 : 黑龙江科学技术出版社，2024. 10. -- ISBN 978-7-5719-2637-3

Ⅰ . R473.74-62

中国国家版本馆 CIP 数据核字第 20241W7D33 号

失智症康养照护指南
SHIZHIZHENG KANGYANG ZHAOHU ZHINAN

谢　娜　王小菊　主编

出　　版	黑龙江科学技术出版社	
出 版 人	薛方闻	
地　　址	哈尔滨市南岗区公安街 70-2 号	
邮　　编	150007	
电　　话	（0451）53642106	
网　　址	www.lkcbs.cn	

责任编辑　马远洋

设计制作　深圳·弘艺文化 HONGYI CULTURE

印　　刷	哈尔滨市石桥印务有限公司
发　　行	全国新华书店
开　　本	710mm×1000mm　1 / 16
印　　张	12
字　　数	180 千字
版次印次	2024 年 10 月第 1 版　2024 年 10 月第 1 次
书　　号	ISBN 978-7-5719-2637-3
定　　价	45.00 元

随着社会老龄化的加速，老年人口所占比例越来越高，人口老龄化的趋势也越来越明显，老年人如何养老成为社会关注的问题。预计到 2050 年，我国 65 岁及以上的老年人会占总人口的 35%，其中老年性痴呆患者将达到 2500 万。失智老年人不仅生活自理能力差，还会伴随各种精神症状，出现认知功能障碍、人格变化、问题行为等问题，给家庭成员及照料人员带来巨大的压力。为此，国家提出积极应对人口老龄化战略，投入大量人力、物力，鼓励有条件的医疗机构发展成医养结合机构，推进医养结合，解决失智老年人的医疗照护问题。

对于绝大多数失智症患者家庭来说，照护永远是一道难题，不少患者家属只能提前退休甚至辞职来照料患病的亲人。但随着病情的发展，失智老人逐渐会发展到生活难以自理的程度，甚至情绪暴躁、失控，给整个家庭和照护者造成很大的负担和精神压力。

我们现在知道，有效且适当的照护有助于预防和治疗失智症，因此对于失智的关注与治疗，必须提前到轻度认知功能障碍阶段。但资料表明，目前许多基层单位的医务人员和群众对失智症根本就认知不足，对失智症的病因和发病机制方面了解较少。很多失智症患者对就诊有羞耻感，因此在诊断上有一定的盲目性，漏诊和误诊相当普遍，而且他们不知道如何用药，甚至对药物治疗存在排斥心理。照护者和患者也不知道如何进行饮食调理及康复锻炼，对长期治疗中出现的一些病情变化难以理解，做不到及时的预防与就诊，照护者对于合并精神症状的患者更是一筹莫展。

对失智患者的照护是一个长期的，且需要时时关注、用心照料的艰辛过程。在这个过程中，照护者需要了解疾病的发展规律、不同时期会出现的症状以及不同时期照料的重点，用专业的护理知识来减轻护理负担，提升患者和家庭成员的生活质量。

为此，我们编写了这本《失智症康养照护指南》，从失智的基础知识、治疗措施、护理措施和预防措施几方面着手，语言通俗易懂、浅显明了，力求所有知识得到最广泛的普及，为广大照护者和失智患者提供帮助。

由于编者自身的专业能力、学术水平以及编写时间受限，难免存在疏漏和错误之处，恳请广大读者、专家和同行谅解并惠予指正。

目录
CONTENTS

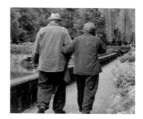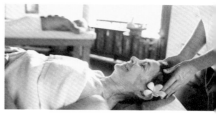

 第一章 理清失智症的来龙去脉

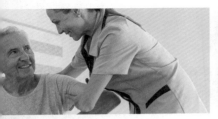
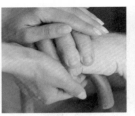
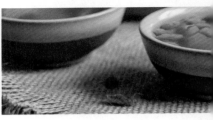

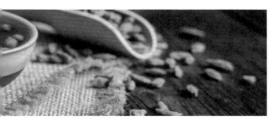
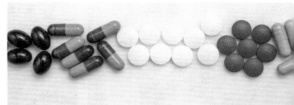

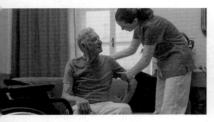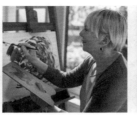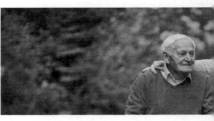

 第四章 失智症早期康复很关键

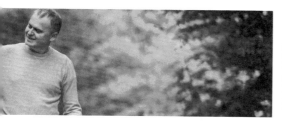
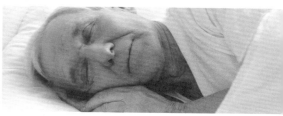

 失智症中、晚期护理很重要

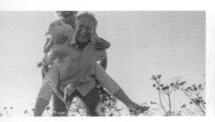
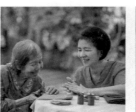
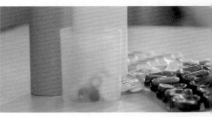

 第六章 **如何预防失智症**

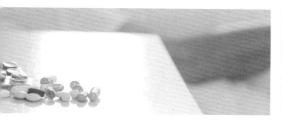
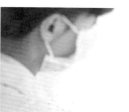
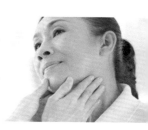

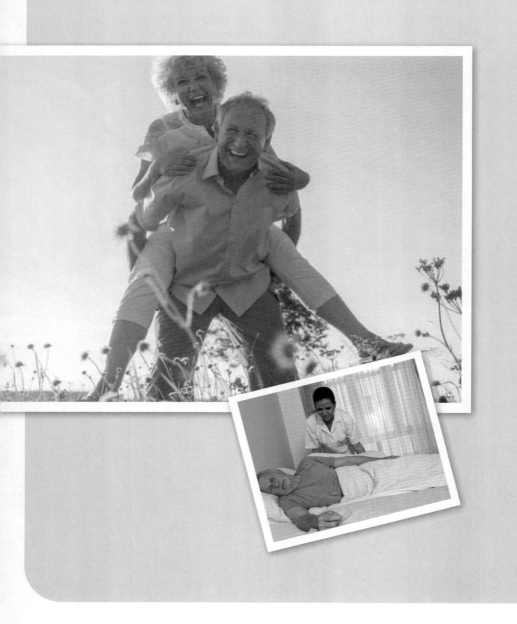

第一章

理清失智症的来龙去脉

失智症是造成老年人失去日常生活能力的最常见疾病之一，也是导致老年人死亡的主要病因。它不仅降低了患者的生活质量，给患者带来巨大的痛苦，还给家庭和社会带来了沉重的精神压力和医疗、照料的负担。

什么是失智症

失智症也叫认知障碍症，也就是大家所说的"老年痴呆"，是一种以获得性认知功能损害为核心，导致患者日常生活、社会交往和工作能力明显降低的综合征。

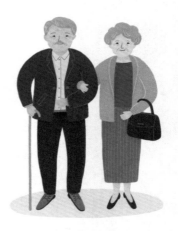

失智症多见于老年人，是脑器质性疾病中的一类，是一种以认知功能缺损为核心症状的获得性智能损害综合征。其认知损害可涉及记忆、学习、定向、理解、判断、计算、语言、视空间等功能，其智能损害的程度足以干扰日常生活及社会职业功能，或显著差于患者以往功能水平。在病程的某一阶段常伴有精神、行为和人格异常，如失智症患者早期出现脾气古怪、容易动怒、猜疑、盲目游走，中晚期出现起居日夜颠倒、幻觉、攻击他人或自杀倾向等。失智症通常具有慢性或进行性发展的特点，大多数属于不可逆的，只有极少数失智症的病例有病因可循，属于可逆性。

引起失智症的原因很多，主要有：

- 神经变性所致，如阿尔茨海默病（AD）、路易体痴呆（DLB）、额颞叶痴呆等。

- 血管性痴呆（VaD），如多发梗死性痴呆。

- 炎症和感染，包括多发性硬化、HIV相关痴呆。

- 其他神经精神疾病，如癫痫、脑积水等所致的失智。

- 系统性疾病，如严重的贫血、代谢性疾病等。

失智症病程呈进行性，一般为2～8年，也可见生存15年以上者，但较罕见。在长达几年甚至十几年的患病过程中，照护人员、照护硬件的投入要比自理老年人大得多，照护成本巨大，无论家庭还是社会都将面临十分沉重的长期照护和服务的压力。

中国是目前世界上老龄化程度比较高的国家，也是失智症患者人数较多的国家。面对如此庞大的失智症群体，而应对失智症的医疗和社会照护资源极度缺乏，公众对这一疾病的认知也很贫乏，防治意识淡薄。目前，巨大的照护成本主要是由家庭承担，政府和社会的投入还严重不足。随着中国独生子女政策的后续影响，年青一代数量骤降，现在照护老人的独生子女父母的一代也将进入失能失智高发期，届时社会将面临严峻的财政压力和考验，失智症所引发的严重社会问题将会逐步显现。2017年国务院办公厅发布的12号文件《中国防治慢性病中长期规划（2017—2025年）》中，将癌症、心脑血管疾病、高血压、糖尿病等都列入了防治范围，确定了策略，制定了措施，提出了明确的目标，相信在不久的将来，政府也将制定出从健康教育、疾病防治到环境治理、社会保障的关于失智症防治照护的中长期战略规划。

与其他失能者相比，失智症患者需要照护的时间更长、成本更高，对照护技能的要求也更高，因此对照护者进行失智症知识和照护技能的培训是非常必要的。

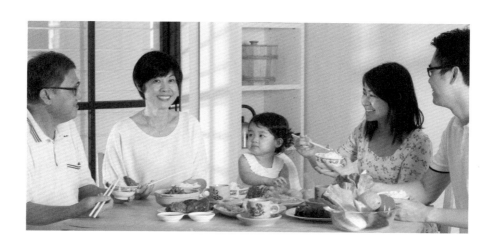

失智症的类型

目前国际上有两个主要的疾病分类系统，即世界卫生组织的《国际疾病分类（第10版）》（ICD-10）和美国精神病学会的《精神疾病诊断与统计手册（第5版）》（DSM-5）。两个系统关于失智症的诊断标准均包括以下4点：记忆力减退，其他认知能力减退，认知衰退足以影响社会功能，排除意识障碍、谵妄等导致的上述症状。不同的是，ICD-10强调患者认知功能损害出现的时间至少持续6个月（不论发生形式如何），而DSM-5要求起病的过程为渐进性、非特异性的过程。

中华医学会先后发布了《中国精神障碍分类与诊断标准（第3版）》（CCMD-3）及《中国痴呆与认知障碍诊治指南（2018年版）》，对失智症的诊断进行了定义，可以作为参考。

※ 阿尔茨海默病（AD）

AD的诊断标准在过去30多年中多次进行修订，主要包括3个方面：

- 符合失智症的标准；
- 失智症的发生和发展符合AD的特征：潜隐性起病、进行性恶化；
- 需排除其他原因导致的失智症。

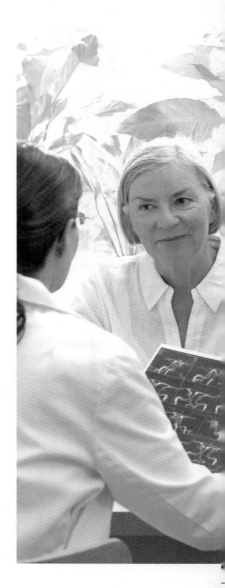

2007年NINCDS-ADRDA修订新的AD诊断标准，强调直接以AD的临床特征和客观标志物为诊断条件，有利于对AD的早期诊断，并提高诊断的特异性。2014年国际工作者组织（International Working Group，IWG）和NIA-AA提出的AD标准（IWG-2）也将AD的临床表现和生物标志物整合进诊断标准中。但目前，MRI定量、脑脊液 A β 1-42和tau蛋白检测、正电子发射计算机断层扫描（PET）、基因检测等技术在基层医院尚难以开展。

✸ 血管性痴呆（VaD）

常用的VaD诊断标准有DSM-5和ICD-10，包括3个方面：

- 符合失智症的标准，即有记忆力下降伴失语、失用、失认或执行功能异常，且有职业和社交功能损害；

- 有脑血管病变的证据，如局灶性体征和症状；

- 失智症和脑血管病之间有因果关系，即脑血管病发生后3个月内出现失智，突然发病或病程呈波动样、阶梯样进展。两者均不强调要求有影像学证据，但后者有病史，且要求认知损害呈"斑片状"改变。

✸ 路易体痴呆（DLB）

1996年，国际路易体痴呆工作组制定了DLB统一诊断标准，其内容包括必需症状、核心症状和提示症状。

必需症状：有进行性认知功能下降，并明显影响社会和职业功能；认知功能以注意、额叶功能和视觉空间功能损害最明显。

核心症状：具备以下三个临床特征中的两个——认知功能波动、视幻觉、帕金森症候群。

提示症状：快速动眼睡眠（REM）行为异常、对安定类药物反应极度敏感、PET显示基底神经节多巴胺转运体（DAT）摄取减少等。

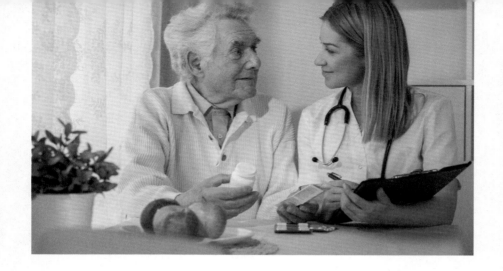

※ 额颞叶痴呆（FTD）

FTD患者性格改变和病态社会行为是发病初期及整个疾病过程中最显著的特征，对工具的感知功能、空间能力、运用和记忆功能正常或保持相对完好。

FTD核心诊断特征

起病隐匿，逐渐进展；早期出现社会人际交往能力下降；早期出现个人行为调控能力下降；早期出现情感淡漠；早期出现自知力丧失。

支持诊断特征

①行为异常可有个人卫生和修饰能力衰退；精神僵化死板，缺乏灵活性；注意力涣散，缺乏持久性；口欲亢进，饮食习惯改变；持续、刻板行为；利用行为。

②言语和语言：言语输出量变化；刻板、模仿、持续言语或缄默不语。体征可有原始反射、尿便失禁、运动不能、僵直或正常，血压偏低或血压不稳。

失智症的分期

失智症是一种慢性或进行性综合征，通常是认知功能（即处理思想的能力）出现比正常年老过程更严重的衰退。它会影响记忆、思考、定向、理解、计算、学习、语言和判断能力，但不会影响意识。认知能力损伤通常伴有情感控制能力、社会行为和动机衰退，或晚于上述几种状况出现。失智症对每位患者的影响方式不同，取决于疾病影响和患者得病前的个人情况。与失智症相关的体征和症状可大致分为3个阶段。

❋ 第一阶段（1～3年）：轻度失智症期

第一阶段是发病的早期，1～3年。主要表现为记忆力减退，最早出现的是学习新知识困难，对新的事物茫然难解，近事遗忘突出，对一些事情"记得不如忘得快"；地点定向障碍，判断能力下降，不能对事情进行分析、思考、判断，不能独立进行购物、处理经济事务，社交困难，严重时记不住日期、取东西时忘记要拿什么、烧开水因为忘记而烧干水壶、对所处的场所和人物不能定向、出门时会因为记不得刚走过的路而迷路；尽管仍能做一些熟悉的日常工作，但言语词汇减少、命名困难、情感淡漠、易激惹、常有多疑，难以独立处理复杂的问题。

脑电图及头颅CT检查多为正常，但MRI显示海马萎缩，PET和单光子发射计算机断层扫描（SPECT）显示两侧额叶代谢低下。

由于失智症是逐步发病，其早期常常被忽略。常见症状包括：健忘，在熟悉的地方迷路，没有时间概念，在做决定和处理个人钱财方面有困难，做复杂的家务有困难。情绪和行为可能变得更被动，缺乏动力，对活动和曾经的爱好失去兴趣；可能表现出心境改变，包括抑郁和焦虑；可能偶尔会超乎寻常地生气或很有攻击性。

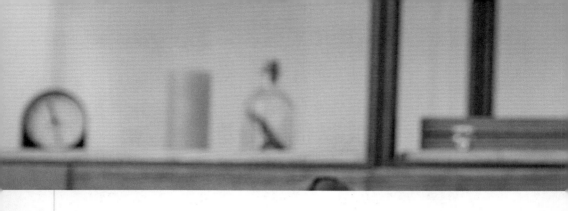

❋ 第二阶段（2～10年）：中度失智症期

　　第二阶段病程较长，一般在病后2～10年。此阶段记忆力下降更为明显，不仅近期记忆下降，远期记忆也明显下降；认识、判断能力发生严重障碍。时间判定、地点定向、简单结构视空间能力更差，在处理问题、辨别事物的相似点和差异点方面有严重损害。出现计算不能、流畅性失语、观念运动性失用和失认及其他认知缺陷症状。有些患者会出现四肢痉挛、动作不灵活等神经系统的症状。变得无法正确地回忆以往生活中的重大事件，忘记孩子的生日，忘记事业上的成就，不知道当下的年、月、日，不会区分季节，不会随冷暖而更换衣服，不会穿衣及鞋袜，不再保持个人仪表，不认识同事及邻居，分不出男女性别，甚至不知道镜子中的自己是谁。思维混乱，说话答非所问，文不对题，别人难以理解其要表达的内容是什么。行为、性格及人格障碍也是此阶段病变的特点，有些患者由淡漠变为急躁，常走动不停，终日无目的地徘徊，收集废物；有些患者则活动减少，呆坐一隅，对周围事物漠不关心，无原因地傻笑；有的焦虑不安，不分昼夜地吵闹。此阶段的老年人会有尿失禁，大小便不知如厕，已基本不能独立进行室外活动，无法料理自己的生活。

　　智能测查提示记忆力、定向能力、思维判断能力都明显降低。脑电图检查可见到脑波明显增多，头颅CT/MRI显示脑室扩大，脑沟增宽，皮质轻度萎缩等异常。PET和SPECT显示双顶和额叶代谢低下。

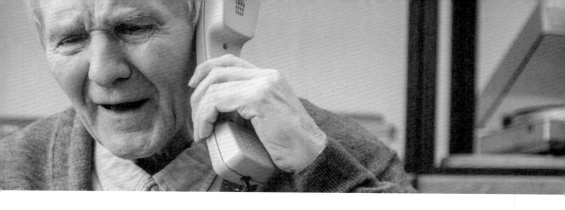

✳ 第三阶段（8～12年）：重度失智症期

　　第三阶段为晚期阶段，一般在发病8～12年。主要表现为极明显的智能障碍，记忆力严重丧失，仅存片段的记忆，不认识镜子中的自己。智力严重衰退，与周围环境已无法正常接触，语言支离破碎、毫无意义。多数病人表情淡漠，终日少语少动，大小便失禁；出现缄默、僵直，锥体束征阳性，有强握、摸索、吸吮等原始反射；约有1/3的患者会发生癫痫大发作。运动系统障碍导致关节强直、肌肉挛缩，步态不稳，卧床。此刻的患者生活已经完全不能自理，最终昏迷，一般会死于肺部感染、尿路感染、皮肤感染或骨折等并发症。

　　脑电图显示弥漫性慢波。头颅CT/MRI显示脑室扩大、脑沟增宽、皮质明显萎缩等异常。PET和SPECT显示双顶和额叶代谢低下。

　　从以上三个阶段的病情发展来看，失智症是一种大脑皮质全面弥漫性萎缩、高级神经系统功能全面障碍、严重影响老年人生活质量的疾病。由于目前尚无确切的治疗方法，只有及时地认识早期症状，做到早期发现、早期治疗、早期干预，才是对失智老年人的最好帮助。

失智症的早期症状

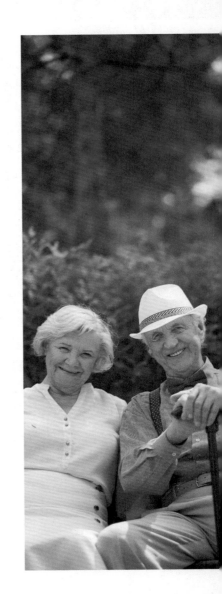

　　早期明确和识别失智症，能让患者在还有最大决策能力的时候尽快做出一些重要的决定，如生活、财务以及医疗的规划等；也可以避免让患者参与一些危险的行为，如驾驶、照顾年幼的孩子等；同时还可以帮助家属正确理解和认识失智症患者的各种令人困扰的行为，并在专业的指导下正确面对，不至于束手无策。

　　准确判断失智症的早期迹象，是临床上的一大挑战。失智症初期的变化是很轻微的，不容易被发觉，所以除了正确的认知功能评估外，还可以通过家属了解患者目前的日常生活能力，了解可能的变化，以及患者过去与现在功能的比较等。我们可以从以下几个方面去识别：

※ 记忆衰退到影响日常生活

　　记忆力下降是失智症早期最常见症状之一，特点是近期记忆减弱、远期记忆增强。近期记忆减弱表现在多个方面，如近事遗忘严重、常常丢三落四、东西放错或丢失、刚放下电话就忘记谁打来的、手里拿着钥匙到处找钥匙、洗完手忘记关水龙头、烧完开水忘记关煤气灶、购物忘记付款或多次付款、把钱付了却把买好的东西遗忘在商场里、忘记到幼儿园接孩子、刚说过的话或做过的事转眼即忘、吃饭不久又要求进餐、不能记住新近接触的人名或地名、反复说着同样的话或问着同样的问题、忘记赴重要的约会、凡事需别人提醒或依赖备忘录等，明显地影响了日常生活。

由于远期记忆增强，对往事的记忆力保持完好，对长时记忆提取方式的回忆能力并无减弱，老年人在聊天时会回忆起很多年以前的事情，说起来头头是道、如数家珍。

老年人都会有突然回忆不起某件事情的经历，也会遇到难以学会新知识、新事物的情况。但"失智症健忘"与"正常老化的健忘"不同：老年人健忘是忘记某件事情的部分内容；失智症是忘记了曾经体验过的事情或者没有意识到自己的健忘。

"正常老化的健忘"与"失智症健忘"的区别		
一	正常老化的健忘	失智症健忘
①遗忘的范围	体验的部分忘记	体验的全部遗忘
②过后再想起	经常	少有
③依从口头或字面的指示	能够依从	慢慢不能依从
④用笔记或提醒方法弥补	能够使用	慢慢不会使用
⑤对于要找的东西	自己知道努力地去寻找	不知道找，但会怀疑他人偷走或怪罪他人
⑥对事情的判断力	正常	降低
⑦症状的发展	非常缓慢地发展	发展较快
⑧健忘的意识	有，知道自己有健忘现象	无，不知道或否认
⑨自我生活照顾	对日常生活没有影响	对日常生活有影响，需要接受看护

※ 定向力障碍

定向力是指一个人对时间、地点、人物以及自身状态的认识能力。对时间、地点、人物的认识能力称为对周围环境的定向力，对自身状态的认识能力称为自我定向力。失智症患者在早期就会表现出时间观念差，分不清目前的年份、月份和日期；在简单绘图试验时，患者不能准确临摹简单的图形，也常不能临摹立方体图形。随着病情加重，逐渐分不清季节、白天和黑夜；到陌生地方有迷失感，外出迷路，甚至走失；逐渐不认识朋友、家人，在熟悉的环境中也会迷路，找不到自己的家，甚至在自己家中走错房间或找不到卫生间；到晚期，认不出镜子中的自己。

※ 日常生活能力受损

早期表现为难以完成平日胜任的工作，例如：不知道穿衣服的次序，忘记做饭烧菜的步骤，不能打理退休金，不能完成家务、清洁卫生（刷牙、洗脸、洗澡）等。随着疾病进展，最基本的日常生活能力也出现问题，穿衣、洗澡、吃饭、大小便等都需要不同程度的帮助，晚期则完全依赖别人的照护。

※ 语言表达出现问题

语言能力是指掌握语言的能力，这种能力表现在人能够说出或理解从未听到的、合乎语法的语句，能够辨析有歧义的语句，判别表面形式相同而实际语义不同或表面形式不同而实际语义相似的语句，掌握听、说、读、写、译等语言运用能力。

失智症患者出现最早的语言异常是自发言语空洞、找词困难、用词不当、赘述不得要领、不能列出同类物品名称，出现阅读困难的情况，语言没有逻辑性，讲话前言不搭后语、答非所问、难以理解抽象的话语（如"知识就是力量"等）。继之出现不能命名，在命名测验中首先丧失对少见物品的命名能力，随后对常见物品命名亦困难。例如：拿着牙刷，知道是刷牙用的，也会使用牙刷，但是讲不出"牙刷"这个名称；知道杯子是用来喝水的，可能会指着杯子说动词"喝"，但是叫不出"杯子"这个名称。之后出现感觉性失语，不能进行正常交谈，可有重复言语、模仿言语、刻板言语，最后仅能发出不可理解的声音或者缄默不语。到了疾病晚期，不能理解别人的话，也不能用语言表达自己的意愿和需求。

❋ 判断能力变差、警觉性降低

主要表现为有时候做出的决定与以往差异很大，如一些老人花很多的钱去买一些明显与价值不符的物品，或者原本对金钱很谨慎，现在却表现得非常大方；也有些患者会出现无视危险的存在，如过马路时横冲直撞，而原来的他非常注意安全等。这些表现的存在都说明老人的判断力、警觉性和决策能力已经受损。

❋ 抽象思维能力出现问题

主要表现为不能理解复杂事件中的逻辑关系，失智症患者在疾病的早期，抽象思维能力就开始受损。如：他们无法理解谈话中的抽象概念，无法看懂微波炉、遥控器等电器的操作说明；对数字的计算能力也会下降，无法管理家中的账务等。

❋ 出现异常精神和行为

失智症异常精神与行为的许多症状是以认知症状为基础的，如被害妄想症多出现于记忆力障碍时，表现为退缩、古怪、纠缠他人、囤积物品、破坏等症状，进而发生人格改变。人物定向障碍表现为不认识家人或配偶，认为他们是骗子、冒名顶替者；还会出现幻听、幻视、幻觉、妄想、错认、抑郁、躁狂、激越、无目的漫游、徘徊、躯体和言语性攻击、喊叫、随地大小便等行为。有些患者坚信自己东西被人偷走，坚信配偶对自己不忠，坚信有人要迫害自己及家人，坚信家人要遗弃自己。伴有睡眠障碍，表现为睡眠倒错，白天萎靡不振、小睡增多，夜间不睡、做些无目的动作与活动等。

❋ 情绪发生改变

情绪是人在生理反应上的评价和体验，包括喜、怒、哀、乐等。正常人可以通过认知调适、合理宣泄、积极防御、理智控制、及时求助等方式进行情绪管理，使自己的情绪保持稳定。而失智症老年人因为认知障碍，在早期就会出现情绪波动。有些表现为抑郁，很容易被误诊为抑郁症；有些变得紧张、敏感，因为一点小事就坐立不安，惶惶不可终日；有些喜怒无常，不知何故大发雷霆或哭闹不安。

❋ 人格发生改变

表现为与他人的交流减少，更加以自我为中心，对既往喜爱的活动失去兴趣，甚至远离自己的爱好、运动或社交活动；不想做事，变得被动；原来内向的人变得过度外向等。

如果发现老人有上述早期迹象中的一种或几种，说明老人可能存在认知障碍，应该及时带老人去医院做全面的认知功能检查，尽早得到专业的评估和诊断。

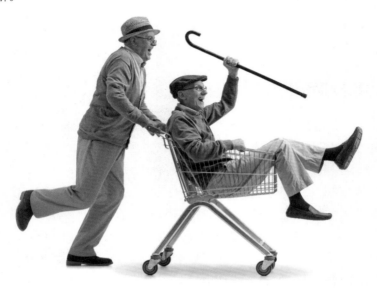

失智症患者的行为特征

按失智症患者的行为特征可将失智症分为身体失调型、环境不适型、智力衰退型、纠结型、游离型以及回归型六种。区分辨别这些主要的行为特征，才能对患者进行有针对性的照护。

※ 身体失调型——以激动为主要行为

失智症患者的行为特征以身体失调最多，其中非常多的患者都是由脱水现象造成的。若从早上、中午、傍晚、夜晚持续观察失智症患者的行为，会发现患者在上午相当安静沉稳，到了下午就开始变得情绪躁动不安。

这种躁动不安的现象因人而异，也可能会在傍晚或者夜晚发生。一天内同时出现安静沉稳时段与躁动不安时段，称为同日变动。这原是忧郁症的症状：上午出现忧郁情况，到了下午又变得较为开朗，没那么忧郁，但第二天又如前一天那样忧郁沉闷，到了下午又稍微变得比较开朗。有关专家认为造成此种现象的首要原因就是脱水。

若失智症患者体内水分不足，马上会出现意识障碍，同时身体出现活动障碍，进而影响活动能力。如此一来，身体更容易疲倦，疲倦则必定容易分散注意力，对事情渐渐不感兴趣，失去对周围事物的关心。脱水是影响认知功能障碍的要素，而且下午过后开始出现症状为最严重的特征。

身体失调型除了脱水以外还有其他原因，例如，有便秘现象的患者，其失智症状就会更严重。有便秘状况的患者，特征之一便是每星期出现异常躁动不安的日子即是排便日，和脱水状况不同，便秘者从早上就开始异常的躁动，需要经过下午或傍晚大量排便后才得以安静。

❋ 环境不适型——以抗拒为主要行为

环境不适型患者的行为特征在于面对新环境时会有抗拒行为。当我们将失智症患者带到医院时，患者每次到医院的候诊室就开始躁动不安，这就是对新环境不适应的表现。虽然经常到医院就诊，但上次来过的经历早已忘记，对患者本人而言，医院是全新的环境，所以产生许多焦虑情绪和抗拒行为。

❋ 智力衰退型——充满困惑与误解的行为

智力衰退型的患者会有困惑或误解，常常看起来惊慌胆怯。情绪激动的患者会问："我该怎么做才好？"或频繁问着："这里是哪里？我想回家。"由于认知功能障碍，患者无法理解自己和某个地方、场所的关系，从而产生崩溃的状况，症状就此开始。

❋ 纠结型——粗暴、集物癖、黏人、异食癖

纠结型失智症患者最明显的行为特征是言语粗暴、性情暴躁。吃饭的时候，若听到照护人员提醒说"请您不要掉饭粒"时，会突然生气说："不准掉落？我自己喜欢怎么吃就怎么吃！"同时，患者会产生"我被压抑了"的想法。

集物癖、喜欢黏人及异食症这一连串的症状都是由孤独引起的，所以只要能消除患者的孤独感，症状就能缓解。而压抑其语言举止后会变得性情粗暴的患者，如果不再使用压抑的方法，其症状也能得以改善，比如可以说"没关系，待会儿擦干净就行了"。

❋ 游离型——发呆、心不在焉

游离型的患者就是一整天发呆、心不在焉，因此几乎无法做任何事。游离型和身体失调型的营养不足、活动少、容易发怒生气等情况类似，但必须

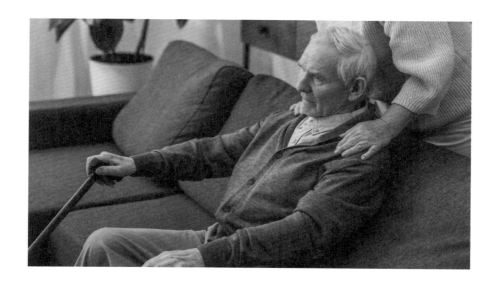

加以区分。这两者最大的不同在于：身体失调型患者营养不足、活动少，但用餐时会大口大口地吃；而游离型已经脱离现实生活，所以无法确认眼前的餐点是不是自己的，也不敢开始吃饭。因此，从用餐的表现就可以有效区分二者。

🌾 回归型——回到过去美好时光

回归型的患者会回到与过去相似的场景，且回到过去最美好的时光。如果失智症患者是一位老奶奶，那么往往她会哄着布娃娃。对女性而言，结婚生子、初为人母、照顾孩子的时候是人生最难忘的经历，所以很多女性患者会抱着布娃娃，仿佛回到自己年轻的时候，刚开始照顾婴儿的时候。

有这样一位回归型的患者，他原是火车调度员，每当夜晚9点熄灯睡觉后约一小时就会起床，大喊："出发前进。"就算安抚劝说也没用，且每隔一小时就起床巡逻一次，准确执行"出发前进"的动作。对他而言，在铁路系统工作的年代，值夜班的职员较少，而他担负着调度列车行驶的重大责任，也算是他最辉煌的青春岁月吧。

哪些因素可能与失智症有关

失智症的发生常与下列因素相关：

1 / 年龄

痴呆是伴随年龄增长而发生率增高的一类疾病。年龄越大，痴呆发生率越高。

2 / 性别

阿尔茨海默病多见于女性，而血管性痴呆以男性居多。

3 / 遗传

痴呆与遗传相关，尤其是阿尔茨海默病。对阿尔茨海默病"家系"的研究报道指出，阿尔茨海默病患者的染色体存在基因突变。

4 / 文化程度

研究表明，文化程度对智力衰退速度有影响。往往学历越高，智力衰退速度越慢；相反，文化程度越低，智力衰退速度越快。故提倡多学习、多用脑。

5 / "三高"人群

高血压、高脂血症和糖尿病患者的血管性痴呆发生率高。

6 / 脑器质性疾病

如脑肿瘤、脑积水、帕金森病、脑炎、脑外伤等患者，易继发痴呆。如车祸和反复头部外伤患者，受伤后不久或数年后可出现痴呆。

7 / 铝摄入过多

长期使用铝制品，易导致铝进入人体而无法被清除，将引发脑部神经细胞产生毒性作用而导致痴呆。

8 / 免疫功能降低

免疫功能低下容易并发病毒感染。研究认为，病毒感染与痴呆的发生有关。

9 / 性病

梅毒和艾滋病可损害神经系统，易导致痴呆发生。

10 / 睡眠障碍与长期大量饮酒

睡眠障碍与长期大量饮酒会影响人的认知能力，与痴呆的发生相关。

11 / 丧偶、独居、情绪抑郁

丧偶、独居、情绪抑郁的老年人与外界交流少，发生痴呆的概率升高。

失智症患者照护的四大原则

❋ 依失智类型来照护

目前为止所提到的失智症患者的照护，都是以言行举止的特征来判断其类型，再依照各种不同的失智症类型做适当的照护，即依类型提供照护，先辨认出失智症患者类型，再依下表执行照护策略。

失智症类型的照护	
失智症类型	照护策略
身体失调型	运用水、饮食、排便、运动各方面来调整
环境不适型	与专业照护人员建立信赖关系
智力衰退型	协助患者增加对情境的认知
纠结型	消除孤独感，停止使用压抑方式来沟通
游离型	制造角色任务，协助患者完成
回归型	随其进入过去的情境

❋ 深信同体共存

简单来说，"同体共存"就是照护人员应避免对失智症老人所表现的异常行为产生肮脏、厌恶等鄙视态度，因为这对精神上生病的人非常不好。医生、护士、治疗师及照护人员等专业人员在面对精神异常的患者时，都不能持以局外人的态度，而必须了解并与他们同感，即所谓"同体共存"。

但是对于照护人员或护士、医生、物
理治疗师、职能治疗师、心理治疗师
等专业人员来说，有时候真正体会
失智症患者心中的痛苦也是比较难
的。比如失智症患者会因为孤独感
而对身边的人使用暴力，照护者遇
到这样的状况一定会问施暴者"怎
么了"，然后会说"不可以打人"或
"被打的人会很痛吧"。与此同时，照
护者在脑海中很可能会无意识地想着"此人正
因为是失智症患者，所以做出奇怪的动作"，甚至还
会从行为异常、恐怖等角度来评价患者。

健康的人面对眼前的情境会有各种选择。比如桌上摆放了一杯饮料，
正常的人可以完全不去碰它，也可以一口气喝光，当然也可以只喝一口就放
下，或者喝一半以上。对于眼前的单一情境，正常人有无数的选择。但失智
症患者面对眼前的饮料时，他们会不得不选择大口喝完。这就是失智症患者
的特征。

虽然有许多选择机会，但失智症患者只会选择一项；明明是自己做出
的选择，却又像是被逼着不得已而做出的选择。

面对患者自相矛盾的情绪，以及与情绪相对立的行为，照护者要尽量
体会其中的无奈和痛苦，只有这样才能够和患者形成痛苦共同体，切身感受
患者的痛苦、烦恼或病痛。

当长期照护人员能够对患者的行为感同身受时，就会改变态度，站在
患者的立场思考问题。所以当患者出现不适当的行为时，若感到厌恶、肮脏
而产生"真麻烦、真讨厌"之类的想法，就会偏离这个原则。照护者必须有
感同身受的痛苦共同体，与患者以同体共存的态度去相处，才能够更好地照
护患者。

※ 明辨失智者行为的缘由

明辨行为的缘由即要了解失智症患者行动背后的原因。照护者应该试着了解患者的人生经历，并从中发现其异常行为的缘由。

对于照护失智症患者有丰富经验的人员来说，必须首先去了解失智症患者的行为举动和他的人生经历之间到底有着什么样的关联性。只有这样，照护人员才能够瞬间理解患者以及患者的异常行为动作。

所以说，照护人员和患者之间的关系因理解而改善，患者因病情稳定而改善失智症状，这也是一种高效的怀旧疗法。

※ 维持照护者和失智者之间的稳定关系

维持稳定关系即不要随意改变失智症患者周围的人、事物和环境，要建立一个相对安定、稳定的环境。因为失智症患者对情境的认知功能有障碍，对于所处的环境和周围的事物有一定的稳定性要求。

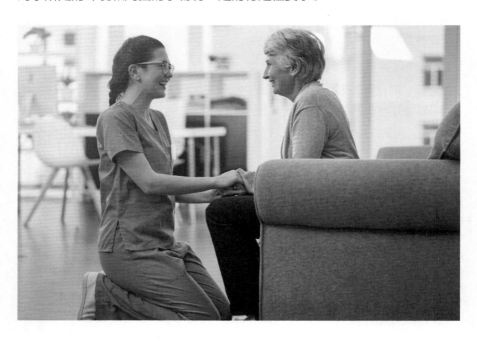

失智症患者常见并发症

❋ 压疮

　　长时间坐着或躺着的失智症患者很容易发生压疮（即褥疮）。压疮的产生与衣物过紧、身体肿胀或营养不良有关。老年人的皮肤很容易产生压疮，刚开始时可能只是个别部位发红，接着演变成开放性溃疡。骨头凸出的部位产生压疮的概率更高，如脚跟、髋部、肩膀、肩胛骨、脊椎、手肘、膝盖、臀部和脚踝。

　　即使是例行的清洗工作，也很容易扯破并碰伤患者脆弱的皮肤。照护者必须观察患者身上是否出现红点或瘀伤，尤其是髋部、尾椎骨、脚跟和手肘上方。如果发现任何部位有发红的情形，必须确认患者躺着时没有压到红点。照护者要经常为患者翻身，就不容易形成其他的压疮。

　　照护者鼓励患者改变姿势也有助于预防压疮。可以让患者翻身看着你、出去散散步，或者到窗边去观赏风景。

　　对于不能够移动、只能卧床或只能坐在椅子上的患者，照护者可以制作一个时间表，每两小时为失智症患者翻身或变换姿势一次。

　　如果患者无法大幅度变换姿势，可以试着保护比较脆弱的部位。医疗用品店会售卖浮动坐垫，可让患者坐或躺在上面。此外还有气垫、水垫、凝胶垫、泡沫垫等，选择柔软可清洗的垫套和护罩，以免被弄脏或被气味熏臭。

❋ 脱水

　　有的失智症患者即使可以走路且有能力照顾自己，也可能会出现脱水的现象。照护者会误以为患者能照顾自己，而疏于观察患者的脱水迹象。

　　照护者要观察患者是否出现脱水现象，尤其是曾经呕吐、腹泻、患有糖尿病、正在服用利尿剂或心脏病用药的患者。
脱水的症状包括：口渴或拒绝喝水、发热、脸
发红、心跳急速、口腔黏膜干燥、苍白或皮肤干
燥、皮肤无弹性、头晕或头昏眼花、神志混乱或
出现幻觉。

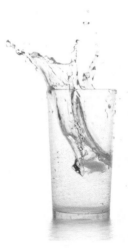

　　一个人所需摄取的液体量因人而异，也与
季节有关。如果不确定患者所摄取的液体是否足
够，可询问医生。

※ 肺炎

　　肺炎是由细菌或病毒所引起的肺部感染症，是失智症常见的并发症，但
因为患者可能没有出现发热或咳嗽等症状，所以很难诊断。

　　谵妄或许是肺炎最早出现的症状之一，所以当失智症患者病情突然恶化
时，必须怀疑是否罹患肺炎。经常噎到或者只能卧床的患者，特别容易患肺
炎。

※ 便秘

　　当失智症患者变得很健忘时，他可能会忘记自己上次解便的时间，也可
能无法了解自己的不适是因为便秘。便秘可能会造成不适或疼痛，导致患者
神志混乱的状况更加恶化；可能会引起肠嵌顿，致使肠道部分或完全阻塞，
于是身体无法排泄废物。如果怀疑患者有这些问题，应该咨询医生。

　　很多因素会导致便秘，其中一项重要因素是现今大部分人爱食用相对精
细的食品，它们的纤维素含量低，而纤维素是可以促进肠道蠕动的。

　　通常当患者罹患失智症、假牙佩戴不当、牙痛时，他的饮食习惯就会发
生改变，加剧便秘的问题。随着身体的衰老，可推动废物前进的肠道肌肉会
变得比较不活跃，而当身体活动量较少时，肠道蠕动更会进一步减少。有些
药物和膳食补充剂容易使患者发生便秘，使用时应先咨询药剂师或医生。

　　失智症患者未必能记住自己上次排便的时间，即使他看似只是轻微的脑

功能受损，或他告诉你他能照顾自己。如果神志混乱的患者独居，他可能不吃那些需要烹调技巧才能煮好的食物，而是吃太多蛋糕、饼干和其他低纤维的深加工食品。如果找不出他的排便规律，你又怀疑他可能有便秘问题，就必须记录患者的排便状况。需要注意的是，这件事情最好以不引人注意的方式进行，以免引起患者的反感。

大部分人都会在私下解决身体需求，因此很多患者对于照护者这种似乎侵犯隐私的作为可能会勃然大怒。同样的，对很多人来说，记录别人的排便状况也是件令人讨厌的事情。这两种感受或许会促使人们忽略严重的潜在问题。

当失智症患者明显感觉疼痛或头痛时，不要忽略便秘可能是一个病因。患者的抱怨或你观察到其腹部膨胀或有胀气症状，也是有问题产生的信号。在照顾重病患者的时候，你很容易忘记记录他的排便情况。如果你认为患者可能有便秘的问题，可以与医生讨论。

一般来说，不建议给失智症患者有规律或频繁地使用非处方泻药。建议在患者的饮食中增加纤维素和液体的摄取量，并协助患者多运动。大部分人每天至少要喝八杯水。增加患者饮食中的膳食纤维含量，如多添加蔬菜、水果、全麦麦片、全麦面包、沙拉、豆类与坚果等食物。

※ 牙齿问题

让失智症患者定期接受牙科检查是很重要的。

照护者可能很难发现患者口中有蛀牙、口腔溃疡等情况，而且他或许也没办法告诉你这些事情，可能还会拒绝让你看他的口腔。即使只是轻微健忘的患者，也可能会忽略自己的牙齿或假牙，导致口腔感染。

牙齿不好或佩戴不适合的假牙可能会造成患者营养不良，让患者的问题雪上加霜，因为口腔问题会使失智症患者的神志混乱症状加剧，或行为症状恶化。

需要照护者注意的是，很多失智症患者很容易弄丢假牙和部分假牙托。这种情况可以请牙医考虑使用无法取出和弄丢的假牙或部分假牙托。

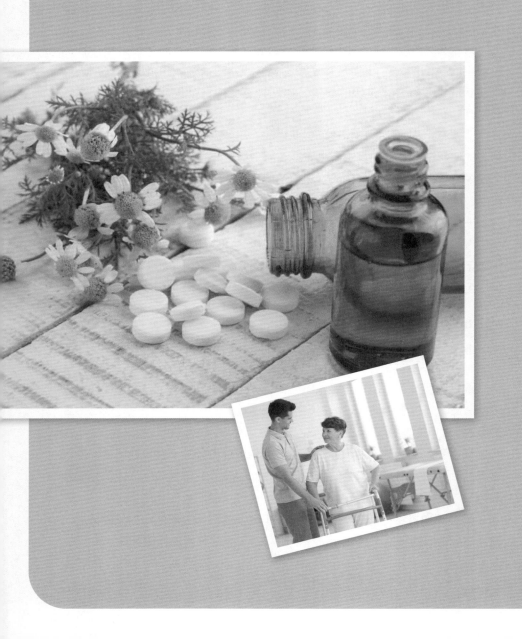

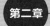
第二章

失智症要坚持药物治疗

　　迄今为止，失智症的发病机制尚未完全明确，因此要多采取综合性的治疗及管理措施。药物治疗是目前失智症治疗的主要方法之一。研究者对失智症治疗药物疗效的评价，除了认知功能外，也重视失智症患者全面生活质量的改善。

失智症患者如何用药

※ 失智症认知症状的治疗用药

○ 胆碱酯酶抑制剂

胆碱酯酶抑制剂可增加突触间隙乙酰胆碱的含量，是现今治疗轻、中、重度阿尔茨海默病的一线药物，主要包括多奈哌齐、卡巴拉汀、加兰他敏和石杉碱甲。其中多奈哌齐、卡巴拉汀、加兰他敏除可改善阿尔茨海默病患者的认知功能、全面功能和日常功能外，对阿尔茨海默病的精神症状也有一定的治疗作用。

大多数患者对胆碱酯酶抑制剂具有较好的耐受性，部分可出现腹泻、恶心、呕吐、食欲下降和眩晕等不良反应。胆碱酯酶抑制剂在使用中存在明确的量效关系，剂量增高，疗效增加，但较高的剂量容易发生不良反应。除口服剂型，现有的卡巴拉汀透皮贴剂和多奈哌齐口腔崩解片增加了阿尔茨海默病患者的服药依从性，在一定程度上可降低药物不良反应。

多奈哌齐对VaD的总体疗效可能与其对AD的疗效相当。但有研究指出，多奈哌齐治疗组的心血管不良反应高于安慰剂组。加兰他敏对VaD疗效的荟萃分析提示加兰他敏对继发于血管损害的失智有一定的疗效，但不良反应发生率高、脱落率高。卡巴拉汀对VaD的治疗可能无效，但对VaD合并AD的患者有一定效果。

多奈哌齐、卡巴拉汀及加兰他敏可改善DLB患者的认知功能，同时能减轻淡漠、焦虑、幻觉、妄想及行为紊乱等伴发精神症状。美金刚可改善DLB患者的认知功能，但少数患者也可能加重激惹、妄想和视幻觉等精神症状。

○ 兴奋性氨基酸受体拮抗剂

阿尔茨海默病患者脑内的兴奋性氨基酸含量有所降低。N-甲基-D-天冬氨酸（N-methyl-D-aspartic acid，NMDA）受体开放是完成记忆-长时程效应的一个重要环节。阿尔茨海默病时，NMDA受体处于持续的轻度激活状态，导致记忆-长时程效应缺失，认知功能受损，同时引发钙超载、细胞凋亡等兴奋性氨基酸毒性。盐酸美金刚是一种具有非选择性、非竞争性、电压依从性、中亲和力的NMDA受体拮抗剂，为美国食品药品监督管理局（FDA）批准的第一个用于中、重度失智症治疗药物。美金刚（20毫克/天）治疗中、重度阿尔茨海默病可改善认知功能、日常生活能力、全面能力及精神行为症状，如妄想、激越等精神行为异常。此外，研究指出，美金刚还能选择性改善中、重度阿尔茨海默病患者的一些关键认知障碍，如语言、记忆、定向力、行为、视空间能力。

不同程度的阿尔茨海默病患者对美金刚治疗有较好的耐受性。在服用美金刚的患者中，少数患者可能出现恶心、眩晕、腹泻和激越的不良反应。由于美金刚与胆碱酯酶抑制剂这两种类型药物作用机制的差别，支持两者在治疗中联合应用。研究证实，美金刚与胆碱酯酶抑制剂合用也可治疗中、重度阿尔茨海默病，能有效改善患者认知功能及日常生活能力，且与单独使用胆碱酯酶抑制剂相比，不增加不良反应发生率。

美金刚能显著地改善轻、中度血管性痴呆认知和行为，对整体功能及临床总体变化（CIBIC-plus）也有一定的改善作用，治疗的耐受性好，尤其是脑小血管病患者。

○ 其他药物

尼麦角林、银杏叶制剂、鼠尾草提取物、抗氧化剂维生素E、非甾体抗炎药、他汀类、奥拉西坦和茴拉西坦等对阿尔茨海默病有一定的防治作用，但是循证医学证据需要进一步完善。

己酮可可碱能改善脑微循环、增加组织供氧，用于治疗周围血管病。有研究发现，己酮可可碱治疗9个月可比安慰剂更显著地改善整体和认知功能。尼莫地平对多发梗死性痴呆的疗效研究未发现其对认知、功能或总体结局有显著性改善。其他包括麦角碱类、益智剂、都可喜、银杏叶制剂、维生素E、抗氧化剂、高压氧、血清素与组胺受体拮抗剂、血管活性剂等许多药物治疗VaD也在尝试中，也有将控制血压、调脂等作为VaD二级预防的药物治疗手段。

☀ 失智症精神行为症状的治疗用药

治疗精神行为症状的目的是减轻患者症状，提高患者、家属或照料者生活的安全性和舒适性。如果症状为轻度，危险程度很小，尽可能以非药物治疗（心理治疗）来改善症状。非药物治疗以支持性心理治疗为主，医师通过语言、情感和行为来影响患者的心理和行为，进而改善或解除症状。

精神行为症状与认知功能损害有关，认知功能改善后，精神行为症状也会减轻。改善认知的药物（如胆碱酯酶抑制剂和谷氨酸受体拮抗剂），精神行为症状（BPSD）的改善可作为其疗效评价的指标，而且大部分研究都表明，胆碱酯酶抑制剂和谷氨酸受体拮抗剂具有显著改善BPSD的效果，促认知药应作为失智症患者治疗BPSD的基础用药。

严重的BPSD需使用精神药物治疗。使用精神药物与否应根据患者的痛苦水平和症状对患者及照料者的危害程度来确定。如果症状使患者很痛苦或伴随激越、冲动、攻击行为，使患者或他人处于危险之

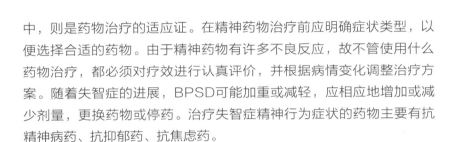

中，则是药物治疗的适应证。在精神药物治疗前应明确症状类型，以便选择合适的药物。由于精神药物有许多不良反应，故不管使用什么药物治疗，都必须对疗效进行认真评价，并根据病情变化调整治疗方案。随着失智症的进展，BPSD可能加重或减轻，应相应地增加或减少剂量，更换药物或停药。治疗失智症精神行为症状的药物主要有抗精神病药、抗抑郁药、抗焦虑药。

○ 抗精神病药

近年的研究表明，抗精神病药（包括传统和新型药物）治疗失智症的BPSD存在一定风险。抗精神病药治疗失智症患者的BPSD的死亡率比安慰剂增高约1.5倍，主要原因是增加了心脑血管事件、肺部感染等严重不良反应的发生率。为此，美国FDA要求生产厂家在说明书上以黑框警示。一般认为，抗精神病药对幻觉、妄想等严重精神病性症状具有肯定疗效，因此对于严重的精神病性症状，临床医师在权衡利弊的情况下可谨慎使用。

抗精神病药主要治疗幻觉、妄想、冲动攻击行为等精神病性症状，可以分为典型（或传统）抗精神病药和非典型（新型）抗精神病药两类。常用的典型抗精神病药包括氯丙嗪、奋乃静、氟哌利多醇、氯普噻吨（泰尔登）、舒必利等；非典型抗精神病药主要有氯氮平、利培酮、奥氮平和喹硫平。典型抗精神病药的不良反应相对较多，如锥体外系不良反应、抗胆碱能不良反应、过度镇静、直立性低血压等，故已较少应用在老年患者中。非典型抗精神病药除氯氮平外，上述不良反应相对较少，比较适合老年失智症患者的治疗。氯氮平虽是非典型抗精神病药，但因其镇静、抗胆碱等不良反应比较严重，而且可引起致命的白细胞缺乏症，故用于老年人要特别慎重。失智症患者由于脑器质性病变和躯体衰老，代谢和排泄能力衰退，容易发生药物蓄积，对抗精神病药的耐受性较差，故治疗剂量通常只需青壮年剂量的1/3~1/2。

○ 抗抑郁药

抑郁是失智症患者的常见表现，有效的抗抑郁治疗能改善认知功能和患者的生活质量。伴有抑郁的失智症患者即使不符合抑郁症诊断标准，也应考虑药物治疗。各种抗抑郁药的疗效差异不大，有效率多在70%～80%之间，但不良反应差别很大。

三环类抗抑郁药（TCAs）常有明显的抗胆碱和心血管系统不良反应，包括视物模糊、口干、心悸、尿潴留、麻痹性肠梗阻，还会加重或诱发老年患者的闭角性青光眼、直立性低血压、心脏传导阻滞等，老年失智症患者应慎用。

选择性5-羟色胺再摄取抑制剂（SSRIs）类药物的不良反应较少，而且服用方便，每天只需服药1次，药物过量也比较安全，比较适合老年患者使用。这类药的不良反应主要有恶心、呕吐、腹泻、激越、失眠、静坐不能、震颤、性功能障碍和体重减轻等。各种SSRIs引起的上述不良反应的严重程度和频率可有不同，如：帕罗西汀、氟伏沙明具有一定的镇静作用，可在一定程度上改善睡眠；氟西汀引起失眠、激越的可能性较大，适用于伴有淡漠、思睡的患者。

使用SSRIs时还应考虑它们对肝脏P450酶的影响。老年患者常共患有多种躯体疾病，需要同时使用其他治疗躯体病的药物。相对而言，舍曲林和西酞普兰对肝脏P450酶的影响较小，安全性要好些。

抗抑郁药文拉法辛为5-HT及NE再摄取抑制剂（SNRIs），对抗胆碱及心血管系统的不良反应小，耐受性也比较好，起效比较快，可酌情选用。

米氮平是特异性5-HT能抗抑郁药（NaSSA），为双受体阻滞剂，起效快，抗抑郁作用强，为新一代的抗抑郁药，但用于老年人的临床研究比较少。

○ 抗焦虑及镇静催眠药

主要是苯二氮䓬（BDZs）类药物，用于焦虑、激惹和睡眠障碍的治疗。BDZs的差异主要是半衰期的长短和镇静作用的强弱，一般可分为：长效制剂（半衰期20小时左右），如地西泮、氯硝西泮、氟西泮等；中效制剂（半衰期10小时左右），如阿普唑仑、艾司唑仑、劳拉西泮等；短效制剂（半衰期3小时左右），如三唑仑、咪达唑仑（速眠安）等。半衰期较短的药物多用于入睡困难，半衰期较长的药物适合焦虑、激惹和睡眠的维持治疗。BDZs的常见不良反应有嗜睡、头晕、共济失调、记忆障碍、呼吸抑制、耐药、成瘾、撤药综合征等。苯二氮䓬类药物能增强酒精和抗精神病药的镇静作用，突然停药可致抽搐，使用时应加以注意。半衰期短的药物记忆障碍、撤药综合征较多，半衰期长的药物思睡、运动损害较重。治疗失智患者的睡眠障碍是为了减少或减轻失眠、易醒和夜间混乱，以增加患者的舒适度，减轻家属和照料者的痛苦。药品的选择一般是根据除睡眠障碍外是否还存在其他症状而定，例如：如果患者同时有精神病性症状和睡眠障碍，一般在睡前给予抗精神病药，如无禁忌证，可选镇静作用相对较强的抗精神病药，如奥氮平、喹硫平等；如果抑郁和睡眠障碍并存，可在睡前给予具有镇静作用的抗抑郁药，如曲唑酮、米氮平等。如果患者只有睡眠障碍或焦虑、激惹，才考虑使用BDZs。

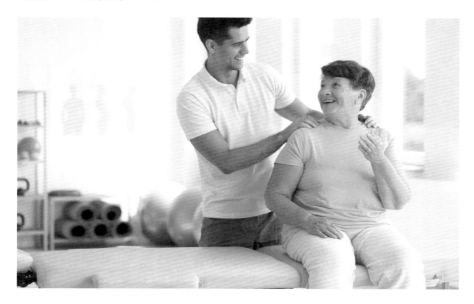

不同剂型药物如何给药

药物治疗在临床治疗中占有极重要的地位，几乎所有的药物在临床应用前都需制成适宜的给药形式，以充分发挥药效，减少不良反应，便于运输、使用与保存。这种适合于疾病的诊断、治疗及预防的需要而制备的不同给药形式，称为药物剂型（简称剂型），如片剂、胶囊剂、注射剂、气雾剂等。一种药物可制成多种剂型，可用于多种给药途径。如硝苯地平，就有硝苯地平片、硝苯地平缓释片、硝苯地平控释片等剂型。

剂型可改变药物的作用性质、调节药物作用的速度、降低或消除药物的不良反应、产生靶向作用、提高药物的稳定性、影响疗效。因此，了解各剂型的特点及使用注意事项、做到正确用药很有必要，否则不仅可能导致药物疗效下降，而且还可能对用药者造成危害。

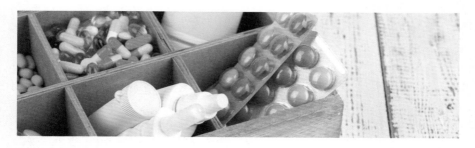

🌰 片剂

随着制药工艺的发展，片剂的剂型已不再是单一的普通片剂，除普通片外，还有含片、舌下片、分散片、咀嚼片、泡腾片、缓释片、控释片、肠溶片等。不同的药物剂型，服用方法不尽相同。为了更好地发挥药物疗效、减少或避免不良反应的发生，正确使用药物不容小视。请严格按照医嘱或药品说明书使用药物。

普通片

药物与辅料混合，压制而成的未包衣常释片剂。

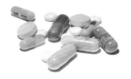

含片

含于口腔中缓慢溶化，产生局部或全身作用的片剂。含片能对口腔及咽部产生持久的药效，主要起局部消炎、杀菌、收敛、止痛或局部麻醉等作用。应含在舌底或颊部，让其自然溶化分解。5岁以下幼儿服用含片时，最好选用圈式中空的含片。

舌下片

置于舌下能迅速溶化，药物经舌下黏膜吸收发挥全身作用的片剂。

药物由舌下黏膜直接吸收，吸收迅速，可避免胃肠液pH值及酶对药物的影响和肝脏的首过效应。服用时将药物放在舌下，使之缓慢溶解于唾液。不可掰开、吞服，否则起效缓慢，达不到治疗效果。服药后不宜马上饮水或饮食。

咀嚼片

要在口腔中咀嚼后吞服的片剂。

药片经嚼碎后表面积增大，有利于更快地发挥药效。服用时应在口腔内充分咀嚼后或溶解后咽下，切忌干吞。

分散片

在水中能迅速崩解并均匀分散的片剂。

分散片起效快，服用方法多样，适合于老年人、儿童以及吞服困难的患者。服用时可加水分散后口服，也可将分散片含于口中吮服或吞服。

泡腾片

含有碳酸氢钠和有机酸，遇水可产生气体而呈泡腾状的片剂。泡腾片（口服）崩解快速、服用方便、起效迅速、口感好，患者乐于接受，特别适用于儿童、老年人以及吞服困难的患者。一般宜用温开水（100～150毫升）溶解（待气泡完全消失），摇匀后服下。服用泡腾片最好现用现泡，发现药液中有不溶物、沉淀、絮状物时不宜服用。千万不可将泡腾片直接含服或吞服，否则容易导致窒息。

阴道片/阴道泡腾片

置于阴道内使用的片剂。阴道片/阴道泡腾片起局部消炎杀菌作用，适用于治疗阴道炎症及其相关疾病。临睡前使用，使用前清洗双手及阴道内、外分泌物，给药后1～2小时内尽量不排尿，以免影响药效。此外，用药期间避免性生活，避开经期使用。

缓释片/控释片

缓释片即缓慢地非恒速释放药物的片剂；控释片即缓慢地恒速释放药物的片剂。缓、控释药物可使血药浓度平稳持久，避免或减少"峰谷"现象，提高了药物的安全性、有效性，同时也因减少给药次数，大大提高了患者用药依从性，特别适用于需要长期用药的慢性病患者。一般均要求整片吞服，不能掰开、碾碎或嚼碎，以免破坏剂型，失去其缓、控释作用，甚至会导致药物大量释放，造成危险。但是有些通过特殊工艺制成的缓释片/控释片可以掰开服用，一般这些药片的表面有刻痕，可沿着药片上的刻痕掰开服用。

肠溶片

用肠溶性包衣材料进行包衣的片剂。

肠溶片可减少胃肠道刺激及胃酸和蛋白酶的破坏，防止原料药物在胃内分解失效，使其在肠道内定位释放。应整片吞服，不能掰开、碾碎或嚼碎。

❋ 滴丸剂

滴丸剂多用于病情急重者，如冠心病、心绞痛、咳嗽、急慢性支气管炎等。

主要供口服用，亦可供外用，和局部如眼、耳、鼻、直肠、阴道等使用。服用滴丸时，应仔细阅读药物的服法，剂量不能过大；宜以少量温开水送服，有些可直接含于舌下。滴丸在保存中不宜受热。

❋ 眼药

○ 滴眼剂

使用滴眼剂的步骤：

1 清洁双手，将头部后仰，眼向上望，用食指轻轻将下眼睑拉开成袋状。	**2** 将药液从眼角侧滴入眼袋内，一次滴1~2滴。滴药时应距眼睑2~3厘米，勿使滴管口触及眼睑或睫毛，以免污染。
3 滴后轻轻闭眼1~2分钟；用药棉或纸巾擦拭流溢在眼外的药液。	**4** 用手指轻轻按压眼内眦，以防药液分流而降低眼内局部药物浓度，以及药液经鼻泪管流入鼻腔而引起不适。

使用注意事项：

- 若同时使用2种药液，宜间隔10分钟；
- 若滴入阿托品、毛果芸香碱等有毒性的药液，滴后应用棉球压迫泪囊区2~3分钟，以免药液经泪道流入泪囊和鼻腔，经黏膜吸收后引起中毒反应；

- 一般先滴右眼后滴左眼，以免用错药，但如左眼病情较轻，应先左后右，以免交叉感染；
- 如眼内分泌物过多，应先清理分泌物；
- 滴眼剂不宜多次打开使用，连续应用1个月后不应再用，如药液出现浑浊或变色时，切勿再用；
- 白天宜用滴眼剂滴眼，反复多次；临睡前应用眼膏剂涂敷，这样附着眼壁时间长，利于保持夜间的局部药物浓度。

○ 眼膏剂

使用眼膏剂的步骤：

1 清洁双手，打开眼膏管口。

2 头部后仰，眼向上望，用食指将下眼睑拉开。

3 压挤眼膏剂尾部，使眼膏呈线状溢出，将约1厘米长的眼膏挤进下眼睑内（如眼膏为盒状，将药膏抹在玻璃上涂敷于下眼睑内），轻轻按摩2~3分钟以增加疗效。眼膏管口不要接触眼或眼睑。

4 眨眼数次，使眼膏分布均匀，闭眼休息2分钟。

5 用脱脂棉擦去眼外多余药膏，盖好管帽。

6 多次开管和使用超过1个月的眼膏不要再用。

❋ 滴鼻剂与喷鼻剂

在使用滴鼻剂与喷鼻剂之前，最好先擤出鼻涕。如果鼻腔有干痂，可用温盐水清洗鼻腔，待干痂变软取出后再滴药。

滴鼻时，头尽量后仰，使鼻孔垂直朝上。滴药时可将药液顺着鼻孔一侧慢慢流下，让鼻腔侧壁起缓冲作用，以免药液直接流入咽部。滴药后轻按两侧鼻翼两三下，使药液布满鼻腔，一般滴鼻液每侧鼻孔滴 2～3 滴。30秒后头向左或向右各偏30秒。然后头恢复原位保持30秒，最后坐起将头向前低，这样可使滴入的药液充分分布整个鼻腔。

在使用喷鼻剂时，头不要后倾。将喷嘴插入鼻子，尽量避免接触黏膜，按压喷雾器的同时吸气。在抽出喷雾器之前，要始终按压喷雾器，以防鼻中的黏液和细菌进入药瓶。在鼻孔中喷药后，轻轻地用鼻吸气 2~3 次。

如果患者需要长期用滴鼻剂或喷鼻剂，用同一容器给药时间不要超过 1 周，否则鼻中的细菌很容易进入容器污染药液。绝对不要和他人共用滴鼻剂与喷鼻剂。

※ 滴耳剂

使用滴耳剂时，将药瓶放在手掌之间前后滚动以使药液达到身体温度。不要将药物放入沸水中加热，可能使药物标签脱落，甚至会使药液变质。

滴耳剂一定要滴入外耳道。将头侧向一边，患耳朝上，抓住耳垂轻轻拉向后上方使耳道变直。注意不要将滴管触及耳道壁或边缘，否则很容易污染滴管。保持耳朵侧面朝上 5~10 秒，并一直抓住耳垂。也可将一小团棉花塞入耳朵，以防药液流出。滴管用完后不要冲洗或擦拭，要放进瓶中并拧紧瓶盖。

※ 直肠栓剂

直肠栓可以用来释放各种类型药品。插入栓剂前，先去掉外面的铝箔或其他外部包装。在插栓剂时，可以戴橡胶指套或一次性橡胶手套，左侧卧位并弯曲右膝。将栓剂尖端朝前，只要感觉舒服，推入直肠中的距离越深越好，安静地躺几分钟。在给药后1小时内尽量不要大便。如果在插入直肠栓时有疼痛感，可将栓剂涂上一层薄的凡士林或矿物油。在炎热的天气下，栓剂会变软而不易使用，此时应将栓剂放入冰箱、凉水杯或流动的凉水中，直到变硬为止。

失智症患者的用药注意事项

药物治疗是目前失智症治疗的主要方法之一。研究者对失智症治疗药物疗效的评价，除认知功能外，也重视失智症患者全面生活质量的改善。疗效判定方法和评测标准比先前进一步丰富，在神经心理测查方法的基础上，利用SPECT检测脑血流，MRI测量海马、内嗅皮质或全脑萎缩率，定量脑电图、波谱核磁（MRS）、经颅多普勒超声（TCD）等方法被逐步应用到失智症疗效评价中。如Hongo等试验观察41例AD患者，利用基线期和治疗后评价SPECT和ADAS-cog评分，探讨多奈哌齐治疗后疗效，结果显示ADAS-cog评分好转的患者，其右侧眶额皮质局部脑血流量在服用多奈哌齐后也有改善。

失智症患者的用药注意事项：

- 老年人肾脏排泄能力减退、肝脏代谢缓慢，要密切观察药物不良反应，防止药物蓄积；

- 注意躯体疾病和药物的相互影响；

- 锥体外系不良反应可加重运动障碍，增加跌倒风险；

- 抗胆碱能药不良反应可加重认知损害，导致谵妄，加重心血管和前列腺疾病；

- 直立性低血压可导致跌倒；

- 镇静作用可导致呼吸抑制；

- 尽量避免多种药物联用。

失智症患者精神药物的使用原则：

1 评估用药的必要性，权衡用药的利弊，谨慎调整剂量。

2 坚持个体化用药原则，首选口服药物，并参考药物不良反应来选择合适药物。

3 精神症状首选非典型抗精神病药，如利培酮、奥氮平、喹硫平等；改善抑郁症状首选SSRIs类抗抑郁药，如西酞普兰、舍曲林等；存在焦虑症状者若应用SSRIs类效果不佳，可选择苯二氮䓬类药物。

4 低起始剂量，缓慢增量，直至症状改善。

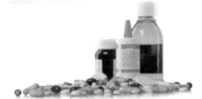

失智症患者药物的保管：

①药柜应保持清洁、干燥，置于通风、光线明亮处，由专人负责管理。

②药物应分类保管，如口服、外用、注射、剧毒药以及消毒剂分类放置，以免拿错药，并按有效期的先后顺序摆放，先领先用，以防失效。

③药瓶标签上注明药名、浓度、剂量，字迹清晰。

④根据药性妥善保存：易氧化和遇光变质的药物，装在有色密盖瓶中放阴凉处，如维生素、氨茶碱等；针剂放盒内，用黑纸遮盖，如盐酸肾上腺素等；易挥发、潮解、风化的药物必须装瓶、盖紧，如乙醇、过氧乙酸、酵母片等；易被热破坏的药物，需放冰箱内保存，如疫苗、抗毒血清等；易燃烧的药物，应远离明火，如乙醚、乙醇等。

⑤定期检查药品，凡没有标签或标签模糊，或药物过期、变质、变色、浑浊、发霉、沉淀，均不能使用。

⑥个人专用药应单独存放，并注明姓名。有些需特殊保存的药物，则要按说明书做特殊处理。此外，药物还需要放在失智老年人够不着的地方，以免失智老年人误服。

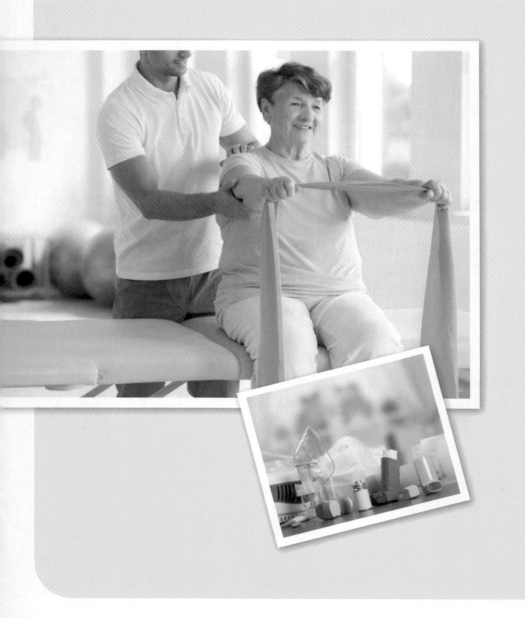

第三章

失智症的非药物调理

　　虽然目前针对失智症的各种治疗方法都没有办法恢复患者已经受损的大脑神经细胞，但通过针对性的治疗，特别是各种非药物治疗方法，可以有效延缓患者病情的进程，通过提高患者的日常生活能力来改善生活质量，减轻照护者的负担。

音乐调理

音乐以其独特的旋律、节奏，在调节人们心态、改善情绪、维持生理平衡、保健养生、陶冶情操等方面的作用早已被我们所熟知。我国的音乐疗法始于古代，在现今社会得到深入研究、应用和推广，现已被广泛应用于多个领域。

音乐疗法是运用一切与音乐相关的活动形式作为手段，如听、唱、演奏、舞蹈、美术等，在治疗师的引导下，使被治疗者宣泄内心情感，进而疏通不良情绪，使其得到愉快的内心感受，最终达到恢复或增进身心健康的目的。音乐调理失智症不仅仅是让失智者聆听音乐，还可以搭配律动、体操、弹奏或敲击乐器来减缓症状的恶化。

❋ 音乐具有刺激记忆力的强大作用

美国承认音乐能治疗痴呆已经有70多年的历史，并在20世纪70年代建立了专门用音乐治疗痴呆的机构，而且法律明文规定治疗痴呆的机构中必须有音乐治疗。音乐治疗作为一门科学，在治疗痴呆中发挥出了独特而良好的作用。我们每个人都可能会有这样的体会：当听到或唱起多年以前的歌曲时，我们就自然地想起了那个年代的很多事情，甚至一些似乎早已经忘记的生活琐事会突然出现在脑海之中，历历在目，让我们心潮澎湃、唏嘘不已。这就是为什么很多人，特别是上了年纪的人钟爱老歌的原因。另外，当人们对一些文字内容的记忆感到比较困难的时候，如果为它谱上旋律成为一首歌，就变得非常容易记忆，而且很多年都不会忘记。同时，通过教老人们学习当下流行的歌曲，可以刺激他们的短时记忆，让他们尽可能地保持比

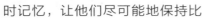

较好的记忆能力。在临床上，音乐对痴呆病情可以有如下改善：

- 改善睡眠，调节情绪。

- 刺激大脑语言中枢，改善记忆力。

- 调节老年人的焦虑、烦躁等不良心理状态以及情绪。

※ 音乐治疗痴呆的机理

　　美国音乐治疗协会主席K.Bruscia在《音乐治疗定义》中描述："音乐治疗是一个系统的干预过程，在这个过程中，治疗师利用音乐体验的各种形式，以及在治疗过程中发展起来的，作为治疗动力的治疗关系，帮助被治疗的患者达到健康的目的。"音乐治疗专家普遍认为，音乐治疗是通过音乐特点的信号影响人的情绪，经大脑皮质、丘脑下部、边缘系统来调节和改善人体器官的生理功能，从而增进机体内部稳定状态，解除受刺激所引起的身体不良反应，调节失衡心理，使人体功能恢复正常状态。而在治疗痴呆上，主要也是为失智症患者提供感官刺激，从而让脑细胞处于活跃状态，增加了思考、记忆等脑部活动，有助于脑细胞的动员以及延缓其衰老，提升痴呆患者的生存及社交能力，提高了他们的生活质量，进而可以防止和延缓生理和精神功能的恶化。另外，由于欣赏音乐是包括老年人在内的大多数人群所喜爱的一种活动，也可以让痴呆患者聚集起来做音乐治疗，这样还可以增加患者的社交能力，避免出现与社会格格不入而慢慢地失去生活自理能力的情况。因此音乐治疗，特别是音乐团体治疗，在对失智症的治疗中发挥着独特的作用。

　　失智症患者如果有精神抑郁，宜选择节奏鲜明、活泼欢乐、情绪激昂的乐曲。音量适当的现代流行音乐，节奏鲜明强烈，速度较快，可给情绪消沉、抑郁的失智症患者以强烈的兴奋感，有利于激发情绪。

　　失智症患者如见神情狂躁，宜选用旋律优美、恬静悦耳、频率与节奏变化缓慢的古典乐曲，传统的民间乐曲、自然乐曲，以及典雅的交响乐曲。

　　失智症患者如见情志悲伤，宜选用旋律流畅优美、节奏明快、情调欢乐的乐曲。

失智症患者如果情绪郁怒，出现焦虑、烦躁易怒、心悸心慌时，宜选择旋律清丽高雅、节奏缓慢、情调悠然、风格典雅娟秀的古典音乐。

❊ 音乐治疗的中医原理

中医也有五音疗法之说，这是根据中医传统的阴阳五行理论和五音对应。中医学在天人相应思想的指导下，以五行为中心，以空间结构的五方、时间结构的五季、人体结构的五脏为基本机构，将自然的各种事物和现象以及人体的生理病理现象按其属性进行归纳，从而将人体的生命活动与自然的事物或现象联系起来，形成了联系人体内外环境的五行结构系统，用以说明人体以及人与自然环境的统一。而五音宫、商、角、徵、羽的治疗原理也是通过自然界与人体的脏器相联系，来制定相对应的方案治疗失智症。

《史记·乐书》曰："故音乐者，所以动荡血脉，通流精神而和正心也。"

▶ 角调属木，具有疏肝解怒、养阳保肝、补心利脾、泻肾火的作用。

▶ 徵调属火，具有养阳助心、补脾利肺、泻肝火的作用。

▶ 宫调属土，可促进全身气机稳定，调节脾胃功能，平和气血，具有养脾健胃、补肺利肾、泻心火的作用。

▶ 商调属金，能促进全身气机的内敛，调节脾气的宣发和肃降，具有养阴保肺、补肾利肝、泻脾胃虚火的作用。

▶ 羽调属水，能促进全身气机的潜降，具有养阴、保肾藏精、补肝利心、泻肺火的作用。

根据失智症患者的不同表现，可采用不同的音乐进行调理。例如根据证型，髓海不足证患者应多听羽调音乐以补肾，气血亏虚者可听宫调音乐以健脾而生气血，痰浊蒙窍者可多听宫调音乐以健脾化浊，瘀血内阻者可听角调音乐以疏肝理气、活血化瘀，心肝火旺者可听角调和徵调音乐，以清热泻火等。

芳香调理

　　芳香疗法是以天然植物香料或芳香精油等为媒介，通过按摩、吸嗅、熏蒸、贴敷等方式，经由呼吸、皮肤或血液循环进入体内，帮助协调机体稳态，达到防病保健和治疗疾病效果的一种自然疗法。精油是从植物的花、叶、根、种子、果实等部位提炼萃取的挥发性芳香物质。

※ 芳香疗法对失智症的作用

　　研究表明，失智症患者的嗅觉功能有不同程度的受损，在内嗅皮层和海马体中有许多相互关联的大脑区域，杏仁核、外周皮层、嗅球和梨状皮层直接参与嗅觉记忆过程，并在接受嗅觉刺激时被激活，干扰呼吸、嗅觉识别和气味记忆等高级嗅觉任务所需的流动因子信息。有研究通过功能性磁共振成像观察发现，气味刺激可激活杏仁核和海马体，海马体与记忆功能有关，边缘系统中的杏仁核也是参与情绪调节和记忆的一个重要的大脑区域。研究发现，气味和音乐可诱使失智症患者有更具体的情感体验和更快的记忆能力，

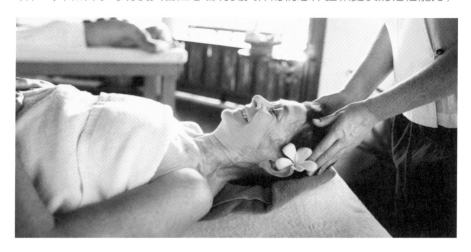

说明气味可作为唤起记忆的提示信号。也有观点从心理学角度出发，认为个体对气味的反应是通过与情绪体验相关联，因此气味具有相关情绪的特性，并使个体产生与先前的情绪体验一致的认知、行为和生理反应，这与边缘系统的神经解剖学一致，即嗅觉传输与情绪和记忆加工相关联的神经基质有着独特的径直联系。

药理学角度分析认为，各种香味和内源因子相互作用，对内分泌系统、神经系统产生影响。精油及其成分具有不同的药理活性，如镇痛、抗焦虑和抗惊厥作用，通过吸入、口服等方式治疗焦虑、失眠、惊厥、疼痛和认知缺陷症状患者，机制可能是精油及其成分能调节 γ－氨基丁酸（γ-aminobutyric acid，简称GABA）系统和钠离子通道，从而具有抗损伤、抗焦虑和抗惊厥特性。

※ 适合失智症患者的精油

薰衣草

传统上，薰衣草被认为可以舒缓镇静、平复波动情绪，还可以抗抑郁，对失眠症有效。可在晚间使用以改善睡眠，或随时使用改善心情。

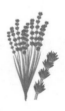

柠檬香蜂草

柠檬香蜂草在阿尔茨海默病与痴呆症研究中可起到镇定与放松作用，对焦虑与失眠患者很有帮助。是被研究得最多，也是最有效的精油之一。

薄荷

薄荷可提神解压，心神不宁的人最适用，也适用于无法集中注意力的人群。在早上使用，可为患者增添活力、提高食欲。

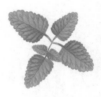

迷迭香　　可焕发身心活力。研究证实，迷迭香精油可改善速度与精确度方面的认知能力。精油中富含活跃的1,8-桉叶素，可大幅改善行为表现，同时还可改善情绪。

佛手柑　　平复与改善心情，可缓解患者压力、焦虑、轻度抑郁、失眠的症状。

※ 精油的使用方法

最常用的方法是吸入肺中以吸收，也可直接用于皮肤。适用于失智症患者的使用方法如下：

熏香

使用熏香器将精油散发到空气中。

身体油

在淋浴或泡澡后使用最佳。身体油可被皮肤吸收以起到修护作用。将6~10滴精油加入200毫升有机基础油（如葡萄籽油或葵花子油）中即可制成身体油。

按摩

按摩可将触摸治疗与精油治疗结合，可放松紧张肌肉，改善血液循环与淋巴流动，有助于提高身体免疫力。

泡澡

泡澡是放松肌肉、缓解压力、改善皮肤状态的好办法。使用时将8~10滴精油滴入浴盐中再和热水混合。

足浴

将2~4滴精油经椰子油稀释后涂抹在患者足部和小腿，经按摩后再将脚泡入水中。足浴可有效舒缓患者疲惫的双足。

怀旧调理

怀旧治疗作为一种心理干预方法，已被证明对认知功能障碍老人有效，可以缓解抑郁情绪，改善认知功能，提高日常生活行为能力和生活质量以及改善健康状态。

※ 什么是怀旧治疗

怀旧是一种积极思考的形式与一种复杂的情感，它可以来源于过去的事物、人或者经历。心理学家认为怀旧是一种对过去苦乐参半的渴望，是一种自我相关的社会情感。"自我"几乎总是在怀旧记忆中占主导位置，同时几乎都是与亲密他人相关的。

怀旧以积极情感体验为主，同时可能伴随着一些消极情感体验。越来越多实证证据表明，怀旧对于维持与提升人类的身心健康有着积极作用，如可以激发积极情感体验、提升积极自我评价、维持自我连续性、提升存在意义感，以及促进亲社会行为。

怀旧治疗也称为缅怀往事疗法、缅怀疗法、回忆疗法，护理措施分类系统（nursing intervention classification，NIC）将怀旧治疗定义为："通过对过去事件、情感及想法的回顾，帮助人们增强幸福感、提高生活质量及对现有环境的适应能力。"Coleman（1992）认为怀旧治疗通过强调情感表达和创造一种可以让人回顾以往生活及痛苦的环境，可帮助老人进行心理调适和自我完善。

※ 怀旧调理的分类形式

按其组织形式，可将怀旧疗法分为个体和团体怀旧。个体怀旧是干预者一对一地开展怀旧治疗；而团体怀旧是以小组的方式开展，通过小组成员间的经验分享与互动交流等达到治疗效果。

按结构化的深入层次，可将怀旧疗法分为简单怀旧、生命回顾、生命回顾疗法三种形式，对不同程度精神健康问题的老年人可实施相应形式的怀旧。

近年来，越来越多学者探究怀旧疗法用于改善家庭照顾者照顾负担和情绪的效果，但由于各种因素影响，致使研究结果不一致。有研究表明，怀旧疗法能有效减轻照顾负担和负性情绪；相反，也有研究指出，参与怀旧疗法的家庭照顾者的照顾负担和焦虑症状增加。因此，十分有必要对此类研究及其结果进行综合分析与再评价。

✳ 怀旧调理的实施方案

怀旧疗法的干预通常是在常规药物治疗及护理的基础上进行，不同实施者给予的怀旧措施流程略有差异，但一般都包括以下几项内容：

准备工作

包括计划的确立、实施者的培训、患者的知情及评估、环境及物品准备。其中除组织人员内部需要协商确定的内容外，还需与患者及其家属进行交谈，了解患者的人生经历、兴趣爱好、工作生活环境等，并收集患者过去的照片、物品等作为记忆的触发物。

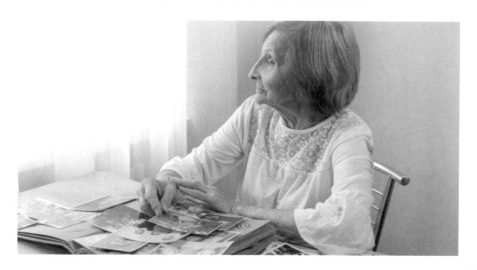

主题谈话

引导者制定每周的主题，与患者围绕主题借助记忆触发物开展经历回顾，适当鼓励并引导其进行经历的分享与讨论，开展患者与实施者或患者与患者之间的互动，更好地进行经历的呈现与再感受。

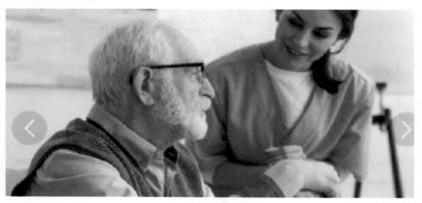

治疗评价

在拟定的怀旧疗法干预结束后，一般用量表对患者进行治疗效果的评价，较常用的量表包括MMSE、康奈尔痴呆抑郁量表（cornell scale for depression in dementia, CSDD）、老年人抑郁量表（the geriatric depression scale, GDS）、阿尔茨海默病生活质量量表（quality of life-Alzheimer's disease, QOL-AD）、日常生活活动能力量表（activity of daily living, ADL）等。

除以上内容外，还包括与患者一同制订未来计划、后期家庭随访等环节。怀旧疗法的干预周期至少是6周，每周至少1次，每次时间在45分钟左右。

怀旧疗法的实施者是经过专业培训的医护人员，例如心理治疗师、专科医生护士等。怀旧疗法的干预地点通常在医院或养老院，由组织者选择安静舒适的环境开展怀旧。有研究指出，沉浸式回忆疗法使老年患者在一个真正的20世纪50年代风格的博物馆中接受怀旧治疗，对老年患者MCI症状的改善具有积极作用。

❈ 怀旧治疗安排表（16周）

周数	主题	内容
1	自我介绍和兴趣爱好	介绍个人基本信息和家庭背景 谈论兴趣爱好
2	回忆老歌曲	演唱最喜爱的老歌曲 播放甄选的老歌曲
3	回忆老电影	播放抗日战争或解放战争背景的老电影 讨论电影中的英雄人物和故事
4	分享老照片	每人分享一张老照片和相关回忆 分享珍藏的老照片和故事
5	重大历史事件	讲述个人经历的国家和社会重大事件
6	回忆童年时光	谈论童年时最快乐的事情
7	工作	谈论工作后的经历和变化
8	娱乐活动与好友聚会	谈论以往喜欢从事的业余活动和聚会经历
9	节日和传统习惯	谈论最喜欢的节日和传统习惯
10	喜爱的食物	谈论喜欢吃的食物和讨论食物的制作方法
11	古今物品比较	比较古代和现代物品的差异
12	最向往的地方	谈论曾经特别想去的地方
13	一生中的爱情经历	分享初恋、约会和结婚经历
14	育儿经验及儿孙成就	分享育儿经验和儿孙的成就
15	回忆一生中的成就	谈论年轻时的理想、一生中的成就感和欣慰的事情
16	未来的期望	谈论对未来的期望

　　每位失智症患者都是独一无二的，照护者要根据他们的需求和偏好进行个性化的关注和支持。灵活性的关怀是成功开展怀旧治疗的关键。

多感官环境调理

感官是一个人有意义地生活、与外界保持互动的最基本功能，包括视觉、听觉、嗅觉、触觉、味觉及动作上的一些刺激，如痛觉、痒感等。长者会随着身体老化，出现精神不集中、思考能力下降的现象，导致活动能力降低，动作缓慢迟钝、不协调。失智症患者因为认知功能受损，如理解能力差，在感觉的接收能力上更是比一般患者差。

感官治疗就是为痴呆长者在活动过程中提供一些能控制的感觉刺激物，从而活化五感（视觉、听觉、嗅觉、味觉和触觉），使之处于充满刺激而又平和的环境中，引发正向反应。多重感官刺激治疗可以提供不断变化的视觉刺激、令人愉悦的香气、柔和的音乐，可抚摸与感触各种有趣的材质制成的物品，来增加感觉的刺激量。

嗅觉训练

强烈的味道最容易诱发过去鲜明的记忆，如芳香的青草味、食物的香味。

视觉训练

利用照片、影片、海报、书籍或鲜明的灯光等，均能引发患者回忆。

味觉训练

可以烹饪一些患者喜欢吃的菜肴或者小点心，让他们品尝到不同味道的食物。

听觉训练

可选择听音乐、新闻报道、广播来刺激患者的感官，注意环境要保持安静，不能有噪声。

触觉训练

触觉主要是肢体的碰触，可选择特征鲜明的刺激物，如摸上去有刺的、粗糙的、光滑的水果，还可以让患者触碰毛绒玩具等。

绘画疗法

绘画疗法是通过线条和色彩刺激感知，为患者提供一种非语言的沟通渠道，弥补了语言能力受损后不能表达自我、宣泄负面情绪等方面的欠缺，在改善注意力和精神行为症状、提高生活质量及社会交往能力等方面取得了一定成效。国外从20世纪90年代后期就将绘画疗法作为艺术与人文要素相结合的社会心理疗法开始应用于认知症研究领域。绘画疗法属于手工活动的一种。

☀ 绘画疗法的作用

改善认知功能

绘画疗法是一个复杂的干预活动，在活动过程中，由于失智老年人全身心投入创作，注意力集中，对注意力和定向力都会有所提高。

改善精神行为症状，提高幸福指数

活动过程中提供安全舒适的环境，通过语言或非语言沟通方式使失智老年人的负面情绪得到宣泄，表达自我，并体会创作的喜悦，引发失智老年人的兴趣，通过完成作品获得一定成就感，消极情绪明显减少，有利于减少精神行为症状的发生，提高其生活质量。

提高手眼协调能力

绘画过程中对美术材料的拿、捏可提高手指灵活度和手眼协调能力，改善老年人对手部活动的调控能力。

在团体美术活动中与照护者、其他老年人的互动，形成良好的人际关系，降低社交孤立感。即使是中度失智症老年人，由照护者指导在固定图案内按照自己的意愿涂色，在活动过程中有眼神的交流，可提升失智老年人的社会交往能力。

❊ 适合失智老年人参与的绘画活动

绘画疗法包括美术作品欣赏、绘画、拼贴画、涂色画等多种形式。随着人工智能的应用，绘画疗法将呈现更多的形式。

○ 粘贴画

粘贴画是将各种废旧材料的小碎片拼接、粘贴，制作成各种图案、装饰艺术品的活动。选材丰富，日常生活中的废弃品也可以利用，比如树叶、碎布片、纸片、花瓣等。粘贴画手工活动操作简单、易于学习、作品形式丰富、趣味性强，适用于各种程度的失智老年人。制作手工粘贴画，收集材料时注意安全和卫生。使用剪刀等尖锐物品时，做好老年人安全保护。

○ 涂色涂鸦画

涂色涂鸦画取材简单、安全、易于操作、形式丰富多彩，日常生活中随处可画，易于学习和创新，可以锻炼失智老年人对色彩、图形的认知能力；可以改善理解力，发挥创造力，提高耐心和集中注意力，有助于稳定情绪，适用于各种程度的失智老年人。也可以以小组形式开展，有助于改善失智老年人的沟通交流能力，是极易推广普及、深受喜爱的手工活动。

中医穴位疗法

☀ 推拿防治痴呆

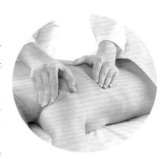

　　推拿按摩是通过手法作用于人体的肌表，以调整人体的生理、病理状态，从而达到治病和保健的目的。其作用原理与各种手法有密切关系，是依据祖国医学中的经络学说。经络贯通于人体内外、上下联络脏腑，贯通九窍，是气血运行的途径，也是津液输布的网络。经络壅阻，人体气血不畅，阴阳失调，就会产生疲劳和病变。推拿按摩能调理阴阳平衡，疏通气血经络，还能够活血化瘀、强身壮骨、调整脏腑、增强人体抗病能力等；可以改善脑部的血循环，提高大脑的供氧、供血量，调节大脑皮质的功能，健脑益智，改善记忆，有助于改善痴呆的症状。

　　推拿手法是推拿中所施行的各种技巧动作，通过许多不同形式的操作方法可刺激人体的经络穴位或特定部位。有的以按捏为主，如按法、压法、点法、拿法、捏法等；有的以摩擦为主，如平推法、擦法、摩法、搓法、揉法等；有的以振动肢体为主，如拍法、抖法等；有的以活动肢体关节为主，如摇法、扳法、引伸法等。治疗痴呆常选用的手法主要有按头面、擦颜面、摩颈项、梳头发、摩手臂、揉肩膀、摩胸部、按胁肋、摩脘腹、搓腰肾、搓尾闾、摩大腿、擦双膝、搓脚掌等，还有对各腧穴的按揉等。

　　推拿按摩在治疗过程中应当注意以下事项：

　　1 推拿前术者一定要修剪指甲，不戴戒指、手链、手表等硬物，以免划破患者皮肤，并注意推拿前后个人的卫生清洁。

2 推拿前患者要排空大小便，穿好舒适的衣服，需要时可裸露部分皮肤，以利于推拿。

3 推拿前术者要辨证求因，明确诊断，全面了解患者的病情，排除推拿禁忌证。

4 施行按摩推拿法应选择安静、空气清新的环境，要保持心境平和，采用坐、卧、站位均可，以舒适为宜。

5 治疗痴呆的按摩推拿有自我按摩和被动按摩之分。痴呆患者早期病情较轻，生活自理能力尚可，应在医护人员的指导下、家人的陪护下，鼓励其进行自我按摩，这有利于训练和维持大脑功能，改善记忆和协调能力。不能自我按摩者，则由医护人员、家人操作。

6 痴呆患者可能出现多种症状，需要辨证与辨病相结合，采用适合病情的不同按摩推拿手法和部位，还可以加用相应的穴位按揉增强效用。

7 推拿时，术者用力不要太大，并注意观察患者的全身反应，一旦出现头晕、心慌、胸闷、四肢冷汗、脉细数等现象，应立即停止推拿，采取休息、饮水等对症措施。

※ 耳穴防治痴呆

耳与脏腑经络有着密切的关系，各脏腑组织在耳郭均有相应的反应区（耳穴）。刺激耳穴，对相应的脏腑有一定的调治作用。痴呆多属本虚标实，多从心、脑、肾论治，耳通过与全身各脏腑的密切联系，刺激耳部穴位，如神门、皮质下、内分泌、脑点等，可以调节相应脏腑，具有滋补肝肾、补益心脾、交通心肾的功效，起到养精聪脑益智、活血化瘀通络、化痰开窍醒脑的作用，从而达到治疗痴呆的目的。

痴呆耳穴取穴常有以下几点：

①肾点，位于对耳轮下脚的下缘，可以起到填精壮肾、补阳益智的功效，对痴呆肝肾亏虚证型有效。

②心点，位于耳甲腔中心最凹陷处，有利于宁心安神，调和营卫，对痴呆心脾两虚、心肝火旺证有效。

③脑点，在对耳屏尖与轮屏切迹中点，具有填精益髓之效，对各证型均有效。

④神门，在三角窝的外1/3处，对耳轮上、下脚交叉之前。神门具有镇静安神的功效，对痴呆患者失眠、头痛、烦躁效佳。

⑤皮质下，在对耳屏的内侧面，可以调节气机、强壮机体，适用于各证型。

⑥枕点，位于对耳屏外侧面后上方，可以化痰醒脑，对痰浊蒙窍证效佳。

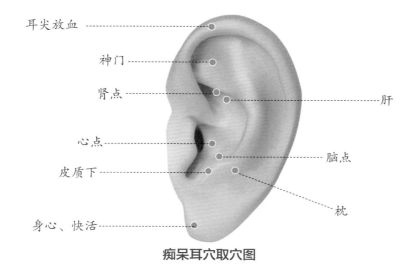

耳尖放血

神门

肾点

肝

心点

脑点

皮质下

枕

身心、快活

痴呆耳穴取穴图

耳穴治疗常采取耳穴压丸法。将药丸（王不留行、莱菔子）粘在0.8平方厘米的医用胶布上，找准穴位压痛点贴上，每次每穴连续按压10下，每日按压3～5次，隔星期换压另一侧耳郭。按压时以局部出现酸、麻、胀、痛感为度。贴压耳穴应注意防水，以免脱落。夏天易出汗，贴压耳穴不宜过多，时间不宜过长，以防胶布潮湿或皮肤感染。

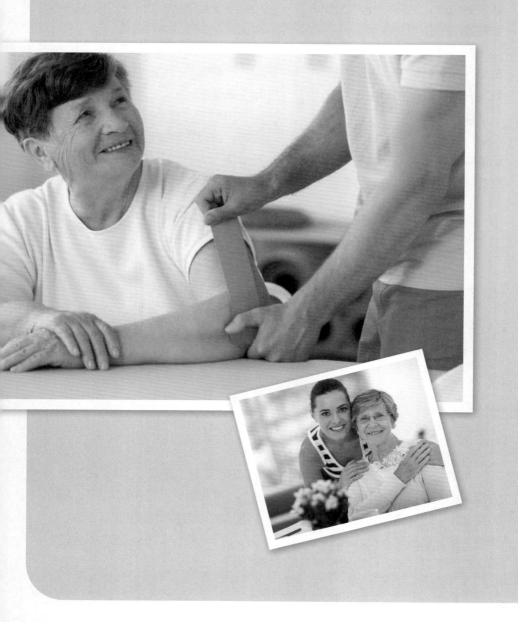

第四章

失智症早期康复很关键

　　康复训练的原理是充分利用人类中枢神经系统的可塑性，通过反复的功能锻炼使患者重新获得相关的生活技能，改善患者的认知。中枢神经系统的可塑性，就是虽然人体的神经细胞不能再生，但是通过训练后可部分代偿坏死的神经细胞的功能，表现为神经细胞突起再生、突触可塑、功能脑区转移等。

制订合理的家庭康复计划

现代研究表明，积极、系统、规范的康复训练能起到增强体质、改善肢体功能、促进大脑功能的代偿、延缓痴呆的发展速度、整体提高患者的生活质量的作用。另外，康复训练能适量恢复患者的社会适应能力，改善患者的心理状况，减少痴呆患者抑郁、恼怒、焦虑等不良情绪的发生。

❋ 康复训练的作用

很多失智症患者到后期的时候，除智能障碍和生活能力逐渐下降外，还可出现肢体活动障碍。这是由于大脑萎缩，主管运动的大脑皮质随之萎缩，加之患者大多闷闷不乐，有自闭倾向，四肢肌肉失用性萎缩所致。肢体瘫痪应防大于治，以早期预防为主。如患者不愿或害怕活动，要鼓励患者放下心理压力，尽量活动，防止肢体失用性萎缩、瘫痪。肢体关节不利，可进行被动关节运动。只要经常活动，肢体瘫痪的概率就会大大减少。即使到了后期肢体瘫痪，仍有康复训练的必要性。

康复训练包括肢体的主动运动和被动运动，还包括心理疏导。主动运动是让患者自己进行肢体活动，一方面可以改善肢体功能，防

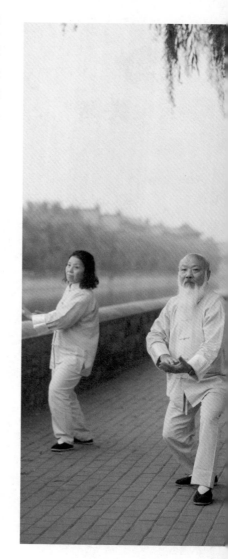

止瘫痪加重；另一方面也可减缓瘫痪进程。被动运动是康复人员进行对患者肢体的被动运动，如按摩、伸展等，目的是防止肢体僵硬和肌肉萎缩，在一定程度上还可预防深静脉血栓和褥疮等并发症的发生，改善患者生活质量。

如果条件允许，最好能适量增加康复训练的时间和强度，但时间和强度不宜过大。很多失智症后期患者的体质或体力均明显下降，因此要在患者能接受的范围内，适当加大康复训练时间和强度。目前大多数医院的康复专科采取的康复训练是每天2次，每次1小时左右，每周5天，8～12周为1个疗程。

❋ 康复训练应注意什么

老年失智症康复训练的注意事项如下：

尽量把康复训练放在日常生活中

亲人要手把手地教患者做些力所能及的家务，如扫地、擦桌子、整理床铺等，以期生活能够自理。鼓励患者尽量参加社会活动，回归到生活之中，因为这样患者才能找到生活的乐趣，更好地感觉到自己的存在感和被需要感，唤起其对生活的信心。

注意防护，安全第一

由于患者记忆力出现不同程度的下降，平时注意不要让患者单独外出，以免走失，即使有陪护人员共同出去，也要注意看护。注意在手腕、衣袋等地方带好清楚的个人信息标签，以便一旦走失时能被及时送回。家庭生活中，注意在一些常用的小物品上做好标记，注明用处，在容易出现伤害的地方放置图标；家具或者生活用品摆放的位置也要固定，勿随意变化。

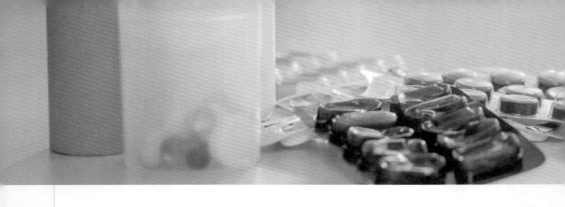

加强智力训练

平时可以让患者适量进行智力方面的训练，如计算能力、逻辑能力等。比如用一些卡片、图片、视频等，让患者进行计算、分析，这样可以加强智力的训练，防止智力下降进一步加重。

注意合理用药

失智症是一种神经系统退行性疾病，除了高级神经功能不同程度地下降，还会有多脏器的功能退化，甚至出现各种并发症。针对疾病本身以及各种并发症，需要及时就医，尽早合理用药，防止疾病加重。有疼痛或失眠时，及时使用适当的药物减轻其痛苦，提高生活质量。

❋ 长期卧床的失智症患者如何进行康复训练

长期卧床的患者，由于自己的肢体活动功能已经明显下降，因此康复训练以在床上进行为主，主要包括被动活动和主动活动两种方式。被动活动，比如被动活动患者的肩、肘、腕、髋、膝、踝等各个关节，以促进关节血液循环，改善关节灵活性，防止关节挛缩畸形等。另外，患者由于长期卧床，肢体活动少，四肢肌肉可出现不同程度的失用性萎缩，进行四肢肌肉的按摩、推拿等理疗可以有效改善四肢的血液循环，防止形成深静脉血栓，有效改善肌肉萎缩，还可以防止褥疮等并发症的发生。主动活动，如果患者仍能够进行肢体运动，可以进行主动的训练，比如抬手、抬腿、外展、左右翻身、腰部进行桥式运动等。

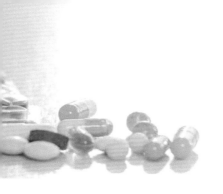

☀ 血管性痴呆患者的康复训练有哪些

血管性痴呆患者的康复主要包括受损肢体的运动功能训练、日常生活自理能力训练、记忆力及思维的训练。运动功能训练是针对脑血管疾病引起的肢体功能障碍进行的康复，与平常的脑卒中康复训练一致。然而，因为患者的记忆力、理解力均有所下降，训练时需要康复师或者护理人员更加富有耐心，反复地进行。日常生活自理能力训练比较简单易行，比如梳头、刷牙、洗脸、洗澡、吃饭等，具有知识性和趣味性，通过学习强化记忆，调动大脑、眼、手的协调能力，使患者重新获得基本的生活技能，让其生活能够自理。思维以及记忆力等能力的康复训练，增加了患者与周围人之间的交往和沟通，提高患者的信息传递及语言的理解及表达能力，减少了对他人的依赖，减轻对家庭及社会的负担，增强其自信心，愉悦心情，使患者的精神及社会功能障碍减到最低。

☀ 目前主要的康复训练模式有哪些

目前主要的康复训练模式有药物疗法、物理疗法（如ABAB物理疗法）、3R疗法（智能激发疗法）、实物定位疗法、中医疗法、手术疗法、作业疗法、语言疗法、心理疗法、老年人保健室内活动训练、其他疗法等。

打造便利的居家照护环境

当家中有老人不幸患上失智症后，家庭环境改造是非常必要的。由于失智症患者存在认知障碍，许多危险物品如果储存不当，很容易伤害到他们。再加上失智症患者行动迟缓，居家环境收拾整齐、便利对他们来说也是一种保护。

※ 消除居家安全隐患

1 把家中的危险物品锁在柜子里，如药物、菜刀、火柴、电动工具，以及误用可能会引起火灾或伤害患者的电器，如电吹风、烫发器、卷发棒等。

2 在窗户及阳台门上安装安全锁，以防患者情绪失控时爬上阳台护栏或爬出窗外而发生危险。

3 时常用吸尘器对全屋进行"地毯式搜查"，把那些小的、不易被发现的东西清理掉，如硬币、别针、珠子、纽扣等。地板不要打蜡，以免患者摔跟头。

4 把杀虫剂、汽油、油漆、清洁剂等物品稳妥地锁起来，当然最好是把它们丢掉，因为轻度损伤的患者可能会不当使用这些物品。检查燃气管道安装是否牢固、软管是否老化，燃气管道、阀门处是否漏气，燃气炉灶处是否通风良好。

5 冰箱需定期清理，丢弃过期及腐烂的食物。必要时可加装安全锁，避免失智症患者打开冰箱或者一直吃冰箱里的东西。

6 思考患者的行动路线，他的必经之路一定要保持整齐。把低矮的家具收好，并且收起可能会绊倒患者的小地毯。桌上（尤其是矮茶几上）不要放热水、刀、剪、玻璃瓶、打火机等危险物品。

7 电饭锅、微波炉、电风扇等电器的电线尽可能不要拖在地上或搭在桌边。桌子、茶几等家具的边缘、尖角加装圆弧角的防护垫，以免碰伤患者。电视机、DVD机等比较重的电器要远离桌边，书架最好能与墙体固定。

❋ 失智症患者居家环境改造

由于失智症患者在家里活动的时间相对比较多，因此居家环境的改造是非常必要而且重要的。

○ 客厅环境

- 由于失智症患者在室内活动的时间较多，在客厅环境的设置上应注意以方便、安全和舒适为主要原则。要尤其注意室内的温度、湿度、采光、通风等，让患者感受到安全与舒适。一般情况下，室温以22~24℃较为适宜。

- 避免使用玻璃门或落地窗，以免患者误认为是一个开着的门而撞上去。如果玻璃门不便更换，可以将一些图案或荧光贴条贴在玻璃门上。

- 客厅桌上应避免摆放易倒、易碎的物品。家具必须稳固，用防护条将尖锐的边角包起来，不要经常变动家具的位置，物品摆放整齐。

- 可在客厅中放置大而清楚的家人照片、日历、时钟，以增加患者对人、时、地的认同感。

- 用对比色区分门内外、楼梯及高度的变化。

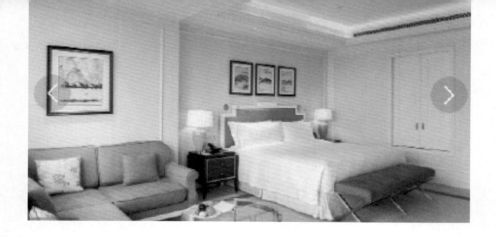

○ 卧室环境

- 患者的卧室尽可能安排在一楼。若在楼上，应注意窗户、阳台的安全。

- 弹簧门在拉开时，患者容易向后跌倒，因此最好改成可以滑动的推拉门。

- 对于能离床活动的失智症患者，床的高度应便于患者上下床及活动，应使患者坐在床沿时膝关节成直角且两脚底全部着地，一般以从床褥至地面50厘米为宜。

- 对于上下床不方便的失智症患者，可在床头放置稳重的家具以利于撑扶，最好有较宽的桌面与足够的抽屉，便于放置水杯、电话、照片、药品等。

○ 浴室环境

- 浴室应设在卧室附近，浴室周围应设有扶手。选择底部有防滑颗粒的浴缸，并在浴缸前铺防滑垫，以保障出浴时不会因为脚下过滑而摔倒。

- 可在浴缸、马桶座旁设置扶手，扶手颜色应较明显，最好与墙壁形成对比。

- 浴室墙体尽可能避免出现凸出部分，最好处理成圆角。

- 若使用冷、热水合一的水龙头，需将热水调整到适当温度以免烫伤，建议选择上下开关或定温水龙头。

- 便器旁装上呼叫器，地面铺上防滑砖。

○ **其他环境**

- 失智症患者出入经过的过厅、走道、房间不应设门槛，地面不宜有高度差，若有高度差需想办法消除。

- 在设计各种设施的开关、把手等物件时，应考虑患者使用方便。如扶手的下端应向墙壁或下方弯曲，以防止患者衣袖被钩住而绊倒。

- 走廊和楼梯要安装扶手。扶手杆直径在30毫米以上，稍粗些的比较好握，但因各人容易握住的形状、粗细、高度不同，因此选择适合患者本人的扶手很重要。再者是明亮的照明，楼梯上还需铺防滑垫。

照护失智症患者常用到的辅助器具

当生命步入老年，身体的各项功能日渐退化，体力、听力、视力、协调性、反应速度均慢慢变差。如果不幸患上了失智症则情况更加糟糕，所以照护者要为失智症患者准备方便其日常生活的各种辅助器具。

✳ 助听器

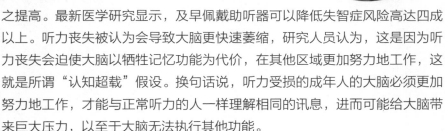

助听器是一种具有声输出控制，音调、音量可调的声音放大装置。为有一定残留听力的聋者佩戴助听器后，通过助听器的微调装置，进行合理的听力补偿，提高其听到声音、听懂声音的能力。

随着年龄增长，听力受损变得更加普遍，患包括阿尔兹海默病在内的失智症的风险也随之提高。最新医学研究显示，及早佩戴助听器可以降低失智症风险高达四成以上。听力丧失被认为会导致大脑更快速萎缩，研究人员认为，这是因为听力丧失会迫使大脑以牺牲记忆功能为代价，在其他区域更加努力地工作，这就是所谓"认知超载"假设。换句话说，听力受损的成年人的大脑必须更加努力地工作，才能与正常听力的人一样理解相同的讯息，进而可能给大脑带来巨大压力，以至于大脑无法执行其他功能。

佩戴助听器可阻止大脑在其他区域加班工作以辨别传入的乱码，从而延缓认知能力下降。

助听器不仅仅是一种听力辅助设备，更是老年人健康的呵护者。老年人听力下降会影响到他们的社交活动、精神状态和生活质量。选择一款适合自己的助听器，可以帮助老年人恢复听力，提高生活质量，减少社交障碍和孤独感。同时，助听器也可以预防老年人听力下降所带来的认知障碍和失智症等疾病。

助听器按佩戴形式主要分为四种类型：

1 / **盒式助听器**

输出功率大，操作方便，电池使用时间长，价格低，适合听力损失严重者及老年人使用。

2 / **耳背式助听器**

呈长弯钩形放在耳郭背后，体积小，便于头发掩盖而不易被人发现，声音清晰，助听效果好，但必须配置耳模，否则会影响听觉效果。

3 / **耳内式助听器**

根据耳甲腔形状制作外壳，适合于轻、中度听力损失者使用，不适合成长发育的聋儿佩戴。

4 / **耳道式助听器**

耳道式助听器是在耳内式助听器的基础上发展起来的，经专门定做，体积最小的助听器。其输出功率小，调节不便，电池容量小。

✳ 洗漱用具

▶ 牙刷、梳子手柄加长或成角：用于肩肘关节活动受限的失智症患者。

▶ 牙刷、梳子手柄加粗：用于握力减退的失智症患者。

▶ 电动牙刷、电动剃须刀：用于上肢和颈部协调障碍的失智症患者。

▶ 淋浴椅：便于不能站立的患者进行淋浴。

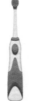

▶ 充气式洗头盆：洗头护理用具，适合卧床患者、行动不便的患者以及瘫痪不能自理的人。

▶ 仰卧洗头盆：适合行动不便的患者，可以躺着洗头发。

✳ 吃饭用具

▶ 床上餐桌：对卧床的患者可帮助其坐在床上进餐，也可以由照护者协助喂饭。

▶ 带吸盘的碗：底座设有吸盘，可以将碗牢牢地吸在桌面上，便于老年人进食。

▶ 多功能固定带（即万能袖带）或者勺、刀、叉手柄加粗：用于握力减退的失智症患者。

▶ 勺、刀、叉手柄加长或成角：用于肩肘关节活动受限的失智症患者。

▶ 勺、刀、叉手柄呈转动式：用于取食过程中食物易滑落的失智症患者。

▶ 筷子加弹簧：用于手指伸肌肌力低下的失智症患者。

✳ 穿上衣工具

▶ 拉链上加拉环：用于手指对捏无力的失智症患者。

▶ 纽扣牵引器手柄加粗、增加重量：用于上肢和躯干协调障碍的失智症患者。

▸ 尼龙搭扣替代扣子、挂钩、拉链：用于一侧上肢或身体障碍的失智症患者。

☀ 如厕工具

▸ 可调节便器：用于下肢关节活动受限的失智症患者。

▸ 助起式坐圈：用于便后起立困难的失智症患者。

▸ 自动冲洗及烘干器：用于卫生纸使用困难的失智症患者。

☀ 转移用具

▸ 助行器：通过器械的支撑，帮助腿脚不方便的患者行走。

▸ 多脚拐杖：帮助腿脚不利索或平衡能力下降的患者外出行走。

▸ 手动轮椅：是下肢行动不便人士的重要代步工具，相对于电动轮椅，手动轮椅更加实惠，更加适合普通经济水平的家庭。

▸ 电动轮椅：电动轮椅已成为行动不便的老年人、残疾人不可缺少的代步工具，适用对象十分广泛，只要使用者意识清晰、认知能力正常，使用电动轮椅是个不错的选择。

☀ 多功能护理床

多功能护理床能够提高护理水平，改善患者生活质量。

▸ 左右翻身功能：解除局部压迫，是预防褥疮的有效措施。一般卧床患者每1～2小时翻身一次，如果发现皮肤发红，则应每半小时翻身一次。

▸ 起背功能：对于长期卧床的患者来说，需要经常起背，长期卧床会使整个身体的重量都压在背上。

▸ 手摇抬腿、落腿功能：舒展腿部，促进腿部血液循环，减少肌肉萎缩、水肿等，有助于肢体功能的恢复。

▸ 坐便功能：解决大小便问题，不易弄脏被褥，卧床者使用方便舒适。

▸ 其他：此外还有洗头发、就餐功能。

帮助失智症患者训练认知能力

近年来，有关失智症患者认知功能障碍的康复治疗越来越得到重视，其目的是通过开发患者残存的能力维持或改善患者现有的功能。即用各种功能恢复训练方法通过代偿和适应来改善认知功能，以延缓功能恶化，提高日常生活能力和生活质量，减少并发症。

❋ 定向训练

定向力是指一个人对时间、地点、人物以及自身状态的认识能力。对周围环境的认识能力障碍，也就是定向力下降是失智症患者最常见的症状之一，典型表现为出去后找不到回家的路，不知道现在哪年哪月及时间。定向力的训练方法主要是反复用视觉、听觉刺激患者，比如在显眼的位置摆上时钟，清楚显示时分秒，摆上按日翻页

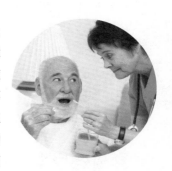

的日历，让患者直观地知道现在的具体时间，训练时间的定向力，在患者日夜颠倒、时间不分时及时纠正。医护人员可在病房、病床、厕所、餐厅等醒目位置作位置标记，便于患者认识和分辨，知道所在何处，以训练其空间的定向力。在患者个人用品上标记合适的图片，提醒患者，引导其建立正确的定向力。患者私人物品的摆放位置不要轻易变动，以免迷惑患者，使患者定向力发生偏差。

❋ 注意力的康复训练

注意障碍的康复是认知康复的中心问题，虽然它只是认知障碍的一个方面，但只有纠正了注意障碍，记忆、学习、交流、解决问题等认知障碍的

康复才能有效地进行。第一，示范训练。训练者将要展现的活动通过多种感觉方式显示在患者眼前，并加以语言提示，以便患者集中注意力。如打太极拳，一边让患者看到舒展流畅的动作，一边抑扬顿挫地讲解动作要领，使患者的视觉、听觉都调动起来，以加强注意力的训练。第二，分类训练。其目的是提高患者不同难度的注意力，操作方式多以纸笔练习形式为主，要求患者按指示完成规定的图案描绘，或对录音带、电脑中的指示执行适当的动作。分类训练内容还可按照注意力的分类分别进行持续性、选择性、交替性及分别性注意项目的训练。

※ 记忆训练

　　失智症患者最明显的症状是记忆力下降，现代各种研究都表明，通过反复的记忆训练，能有效地延缓老年人记忆力下降的进程，且能使记忆力有不同程度的提高，同时可延缓大脑的衰退，促进智力的恢复，提高其生活质量，因此记忆训练的效果是明确的。

　　具体的记忆训练方法包括瞬时记忆、短时记忆和长时记忆等。瞬时记忆是瞬间接收信息后的记忆能力，其时间短、信息量大，记忆具有选择性，受多种因素的影响。短时记忆就是短时间的记忆能力，记忆时间数十分钟到数十小时，经过反复回忆可以转化为长时记忆。长时记忆就是将信息长时间存放于大脑的记忆力，主要为一些完整的生活片段、一些生活技能、一些人物的全面信息等，即使不一定马上能回忆起来，但是经过稍微回忆也能想起，不容易被遗忘。

瞬时
记忆训练

　　瞬时记忆就是大脑临时的记忆，相对长时记忆而言，具有信息量大、未经加工、保留时间短等特点。对于失智症患者而言，训练其瞬时记忆可以更好地活跃大脑，使大脑处于兴奋状态。瞬时记忆方法：康复人员可以朗读一串不按顺序排列的数字，从两位数起，每次增加一位数字，如39、258、2364、81596……朗读完后可以让患者立即回忆并复述，不能有过长的思考时间，直至不能回答为止。

短时
记忆训练

短时记忆相对瞬时记忆而言时间稍长，但也不过数分钟，短时记忆的典型体现就是复述，对所学、所看、所想、所听的内容稍微回忆并加以复述。给患者出示几件物品，如水杯、毛巾、手机、铅笔，看完后马上收起来，让患者回忆所看到的物品。物品数量可由少到多，逐渐增加，观看的时间可由长到短，逐渐增加难度。可以演示患者已经忘记的一种生活技能，然后让患者重做一遍；也可以让患者听一小段语音，听完后让患者稍微回忆并加以复述。短时记忆可以慢慢发展为长时记忆，可以慢慢提高患者智力，并且让患者获得相关的生活技巧。

长时
记忆训练

不时让患者回忆一下家里的亲戚朋友，自己亲人的出生年月，邻居的姓名，看过的电影内容，以前国家发生的大事等。收集患者年轻时的照片，制成电子相册或幻灯片，每周播放1次，每次1小时，陪同患者一起观看，以激发患者对过往事物的回忆，旨在提高大脑神经中枢的兴奋度，增强信号传导，使记忆、学习能力达到最佳水平。通过家人了解其年轻时印象深刻的人、事、物，讲述给患者听，帮助患者回忆，鼓励患者尽可能用言语表达。

激发
记忆训练

每周日组织1次组内活动，鼓励患者相互间交流，分享自己的往事及本周取得的进步。每天清晨为患者读报半小时，刺激患者对国内外发生的时事产生记忆。将0～9共10个数字写于硬纸上，每天给患者读数字10分钟，读数同时向患者展示数字，还可将不同的数字组合起来。每天为患者读诗句20分钟，并鼓励患者背诵。

❋ 失算症训练

　　主要为数字大小、多少的概念和计算能力的训练。如制作一些数字卡片，训练患者从小到大排列等，以锻炼患者对数字的理解；或者结合生活常识来训练，比如问患者1斤苹果和2斤苹果哪个更多，将苹果分成两堆，让患者比较哪堆多、哪堆少等。计算力训练时避免单纯以数字的计算来训练患者，可以让患者进行一些简单的家庭消费账目计算，如去商场购买回一些日用品后，让他们算一算每样物品各花费了多少钱、共消费了多少钱、还剩下多少钱。也可以用具体的物品来进行简单的计算。

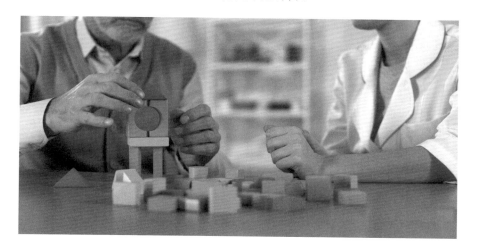

❋ 语言能力训练

　　对失智症患者来说，由于智力受损，导致语言功能受损是个大问题。针对受损程度不同，所采取的训练策略和目标也不同。对受损非常重的，比如发音不清楚，教其发简单的单词，尽量发清楚，也可给其看实物，比如水杯，让其说出名称；语言贫乏的，教其日常生活的简单用词，表达想法的简单用词，能慢慢接受就好；简单谈话还可以，但忘词或词不达意的，家属不妨多鼓励患者适当多讲，不要怕说错。总之一定要鼓励患者多交流、多表达、多理解等，这是尽量修复语言能力的关键。不能操之过急，方法和进度要因人而异，循序渐进。

※ 思维障碍的康复训练

逻辑思维是人们对客观现实存在的规律性的自我总结的思考过程。由于失智症患者大脑退行性病变，可以导致智力不同程度的下降，影响到逻辑联想以及思维的灵活性。要想训练患者的逻辑联想、思维的灵活性，需要尽量避免脱离生活，用枯燥的计算或者说教来训练患者，而要尽量结合现实事件，通过每一件具体的细微的小事来启发患者。从儿童玩具中寻找一些有益智力的玩具，如按照图纸用积木搭出各种造型。分析和综合能力训练：经常让患者对一些图片、实物、单词做归纳和分类，比如拿出一些小孩用的图画卡片，让患者将动物、植物、生活用品等分开归类。理解和表达能力训练：给患者讲述一些事情，讲完后可以提一些问题让患者回答；让患者看一些简短电影、视频，让患者看完后用自己的话总结视频的内容，尽量鼓励患者多说、多写、多想。

※ 社会适应能力训练

根据患者的能力和身体状况，安排一些患者感兴趣的、简单安全的活动，如娱乐（棋、琴、书、画、唱歌、跳舞）、家务（洗衣、做饭、清洁卫生、照料小孩）等。鼓励患者尽量多与他人接触和交流。学会利用电话、书信、电子邮件等与不同类型人物交往，不断树立自信心，通过参与各种社交活动，改善社会适应能力。例如可以在社区通过开设棋牌室、提供文体娱乐活动场所、举办各种健康保健讲座或者召开各种联谊会等方式，营造各种社交氛围，增进与他人进行交往的兴趣。

失智患者的运动治疗

为减少正常65岁以上老人认知能力下降的风险，世界卫生组织（WHO）建议每周进行至少150分钟中等强度或75分钟高强度有氧运动，并结合适量肌肉力量训练（WHO，2010）。此指南亦适用于神经退行性疾病的患者。运动疗法如有氧运动、步行、瑜伽、太极、力量训练等有可能成为药物无效患者的有效治疗方法。

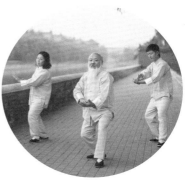

痴呆患者可根据病情，在家人和陪护者的陪同下进行一些力所能及的运动。早期患者病情较轻，生活自理能力和自控能力尚可，可进行乒乓球、羽毛球、下棋、打扑克、钓鱼、慢跑、体操等运动；中期病情较明显，可在家人等陪同下进行散步、做简易手指操等；晚期病情较重，如卧床不起者，需家人或陪护者帮助进行被动的关节活动、翻身及肢体功能锻炼，以减少褥疮等长期卧床疾病的发生。

※ 运动前评估

开始运动前，必须综合考虑患者的年龄、能力、失智类型以及患者的需求，如年龄较小的失智症患者一般情况下可以承受大剂量的运动。若患者平时没有运动的习惯，或有心脏病、高血压、不明原因的胸痛、头晕或眩晕、骨关节病、呼吸系统疾病、平衡障碍、最近频繁跌倒等情况可能影响运动的，必须事先经医师、治疗师的检查评估。当然患者不能因为这些身体问题而停止运动，相反，很多问题可通过运动有所改善，但运动前一定要有专业的安全性评估。

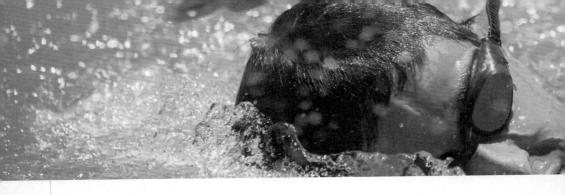

为了让失智症患者长期持续规律地运动，选择合适有趣的运动方式非常重要。运动可以单独完成，也可以治疗师一对一或小团体进行。

❋ 早–中期失智症患者的运动

适合早–中期失智症患者的运动有很多。社区或健身中心通常会有团操课，譬如各种球类运动、太极、广场舞及游泳等。患者也可自己在家运动，如散步、做家务等都是很好的日常活动方式。对于此阶段的患者，通常运动中不会遇到困难，因此家人和医务人员应鼓励他们长期坚持下去。

运动量需要根据患者的具体情况来确定。通常我们以世界卫生组织建议的每周150分钟以上中等强度运动量为标准。建议患者每天运动30分钟，一周至少5次。每天的30分钟也可分次完成，例如早晨15分钟散步，下午15分钟家务劳动。下面列出几种运动方式：

⭘ 跳舞

跳舞有很多种类，可一对一（如探戈）或团队（广场舞）。跳舞可提高肌肉力量，改善关节灵活性，有助于保持稳定和敏捷，并减少压力。同时跳舞也是一种社交活动，可使患者乐在其中。

⭘ 坐位训练

失智症患者可以单独在家或在社区内团体进行坐位训练。在单独开始练习前，建议由教练示范一次或观看相关视频。坐位训练是一系列的重复动作，旨在训练肌肉力量及平衡能力，如坐位踏步运动、旋转上身、翘脚跟、踮脚尖、手臂向上举、手臂向上举同时对侧下肢抬

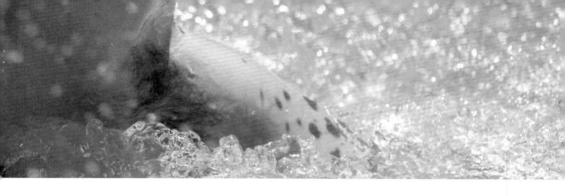

高、膝关节伸屈、双手臂打圈运动、坐位到站位练习等。

○ 游泳

在专业监管下游泳，对于老年失智症患者来说是一种很好的运动，很多患者在水中感觉平静安稳。一些研究也表明，游泳可改善平衡，减少老年人跌倒的风险。

○ 太极

太极是中国传统武术形式之一，结合简单的身体运动和冥想，可改善平衡，保持身体敏捷，并可能降低跌倒的风险。

○ 步行

步行适合大部分患者，它无需专门的设备，可在任何地方做。步行的距离、时间可根据患者自身情况调节。有些社区会定期组织团体步行活动，所以步行也可以是一种社交活动。

○ 麻将

麻将可以说是普及性较高的一项娱乐活动。从脑保健的角度而言，适当打麻将是一种智慧与趣味结合的活动，有益于智力开发、情趣培养。玩麻将时大脑的思维始终都在不停地活动，大脑如此复杂的连续活动无疑能改善脑细胞的代谢活动，防止脑动脉硬化，进而防止脑细胞退化、老化，保证脑细胞不至于因年龄的增加而过多地减少。此外，在洗牌、抓牌时，彼此间亲密交谈，能联络感情，对身体健康也有好处。已脱离工作岗位的老年人玩几圈麻将，可摆脱单调的家庭活动，把自己置身于新的环境和思维之中，有助于克服孤独感和寂寞感。但是需要指出的是，老年人打麻将要做到以下几点：不要赌博，不要玩的时间太长（3小时内为宜），保持室内空气新鲜，不要上瘾，定时场间休息。

○ **简易手指操**

手指节奏操对痴呆患者是非常有益的。手指节奏操具有以下功能：增强注意力；改善记忆力；开发弱势脑；改善读写能力；提高大脑反应速度；提升创造力；增强身体的节奏感、韵律感；缓解脑疲劳，增强脑力；缓解亚健康状态；改善办公室综合征，如颈椎病、肩周炎、鼠标肘；强身健体，预防疾病；增进情感沟通，促进家庭与社会和谐。具体方法有：

1 凯勒手指旋转法

伸出双手，五指指尖相对，成空心圆球状，从拇指到小指，相对的手指逐一做环绕旋转，各进行10次，速度能快尽量快。尽量保持手的圆球状，环绕的手指不能相碰。熟练后还可反向和闭目练习。

2 对接手指

两手拇指轮流对接另一只手，其他手指循环往复，越快越好。

3 编手指

左手四指并紧，右手拇指始终在左手拇指下，右手各指与左手编织在一起，先使右手的第三和第五指在上，二和四指在下，然后迅速换至二、四指在上，三、五指在下。熟练后可换手。

4 并手指

各指并拢，先使第三和第四指分开，再并拢，使二、三和四、五指分开。分别练习熟练后，再合成练习。

5 / 五指曲张

五指伸展，拇指的第一和第二关节、其余各指的第二和第三关节弯曲成90°。熟练后可增加转手臂动作。

6 / 出手指

双手握拳，手心面向自己。左手的拇指与右手的小指一起伸出、收回，然后左手的小指与右手的拇指一起伸出、收回。伴着八拍节拍，使之有节奏感，越快越好。

7 / 敲手指

食指与中指放在桌面，然后迅速换成中指和无名指，采用八拍节奏交替练习，可在协调左右脑的同时提高反应速度。

8 / 打枪

先将右手的拇指和食指伸出，其他手指握紧，表示一把手枪，左手只伸出食指表示数字1；然后换手，左手的拇指和食指伸出，其他手指握紧表示手枪，右手伸出食指和中指表示数字2，以此类推到10。

9 / 阿拉伯计算法

伸出一手，拇指代表1，食指代表2，中指代表4，无名指代表8，小指代表16。弯曲手指即代表相应的数字。拇指弯曲表示1，拇指和食指一起弯曲表示3，以此类推，从1数到30，熟练后可增加到100。

※ 失智症晚期患者的运动

　　运动也有益于晚期失智症患者，保持一定的活动量，可减少患者对看护者的依赖。运动可以是从坐姿到站姿的改变，从一个房间步入另一个房间的短距离行走，或者从一张椅子换到另一张椅子坐下。

　　失智症晚期患者的运动量也是因人而异。通常情况下，看护者或家人尽可能鼓励患者定时更换座位，例如喝水和用餐时更换座位。这些日常活动可以帮助患者保持肌肉力量和关节的灵活性。

1 起床或睡觉时，坐位姿势，从床的一端挪到另一端。这有助于锻炼站立时所需的肌肉。

2 站立平衡。如有需要，患者可扶住固定支撑物。这个运动有助于改善平衡和姿势，患者可在淋浴或者洗碗时练习。

3 无支撑的坐位练习，每日至少10分钟。这项运动有助于加强腹部及背部的肌肉，用于维持姿势。当患者练习时，必须有人在一边保证患者安全，不会摔倒。

4 在床上尽量躺平，减少背部曲线和床垫之间的差距，20～30分钟／天。这是一项很好的拉伸运动，同时增加腹部肌肉力量，放松颈部肌肉。

5 定时起身走动。定期走动有助于保持腿部肌肉的强壮，并保持良好的平衡。

※ 运动中的注意事项

　　规律运动有助于保持健康，在失智症患者身体条件允许的情况下，要尽可能地多运动，但不宜过度。如果患者在运动中或增加运动强度后感觉疼痛，或是有任何不舒服时，应立即停止运动，并咨询医务人员。

帮助失智症患者进行日常活动能力训练

　　日常生活技能训练的主要内容在衣食住行中，如进食、如厕、穿衣、洗漱等。失智症患者智力明显下降，即使是简单的生活技能，也很难单独完成。因此训练时尽量让患者独自完成各种任务，从简单到复杂，如果患者能独自完成指定任务，再逐渐加大难度、缩短完成任务的时间，而且要反复进行，以此来温习逐渐遗忘或者获得已经遗忘的生活技巧。在智力下降的早期，患者生活能力尚可，行动方便的时候可以进行户外活动的训练，训练患者能自己记忆回家的路，能进行简单的购物、转车等。

　　中期患者记忆力明显下降，日常生活能力明显不足时，则以室内的生活小技能训练为主，如进行穿脱衣、鞋、袜训练，进餐训练，如厕训练等，可以辅以穿脱衣器、纽扣器、穿袜器等生活辅助用具来帮助改善日常生活的独立性，以尽量保持患者基本生活能力为主要目的。

　　到了晚期，患者生活不能自理，生活能力严重损害时，则以在床上或轮椅的活动为主，进行简单的生活活动，如轮椅转移训练、坐位到站位转移训练、站-坐训练，床上训练主要为床上桥式运动、床上翻身、卧位到坐位转移。尽量维持患者的简单动作能力，减少并发症的发生。

※ 穿脱衣服

　　失智症患者的穿衣问题主要表现为：不知冷暖，衣着无常，不能随着季节、气候的更替而增减衣物，如天气转冷时穿得很少，不知增加，天气转热时也不知减少；分不清穿衣的顺序等。有时他们把自己弄得很邋遢，让照护者哭笑不得，而照护者脸上的生气、愤怒、嘲笑等表情又会直接影响患者的情绪。针对这些情况，照护者应该保持足够的耐心，留给患者充分的穿衣、梳妆时间，帮助他们维护整洁的外表可以让他们生活得更有尊严。只有让患者充满自信，他们才愿意去参加各种活动，去接触新的朋友，这对维持他们的生活能力是非常重要的。

○ 衣着种类选择要简单、易穿脱

随着患者手部精细功能与自我照顾功能减退，应避免穿有绑带的鞋子或需拉链及扣环的裤子，可选择松紧鞋或松紧带的裤子替代。

- 衣服要容易穿脱，可选择套头的上衣或是正面的开衫。
- 选择比正常大一号的衣服，更易穿脱。
- 面料舒适，款式简单。
- 尽量选择患者喜欢的颜色，选择容易搭配的颜色。
- 选择患者平时经常穿的衣服。若患者喜欢穿同款式或同颜色的衣服，而不愿换洗时，可多准备几套以替换。
- 裤子应选择松紧带的宽松裤子，避免有拉链、系皮带的裤子。鞋子选择便鞋或搭扣的旅游鞋，避免选择系带鞋。
- 衣服、裤子、袜子、围巾等各类物品要分类放置，每样放一个抽屉，并且只放当季的衣物，在抽屉上标明物品名称，贴上物品的图片，以方便患者取用，避免患者选择困难。

○ 尽量维持独立穿脱衣裤与选择衣物搭配的能力

如可将穿脱衣顺序排好，让失智患者自己穿。要赞美患者自己的选择，肯定患者，使其更容易接受后面的建议。

◯ 拆解穿衣步骤

在患者穿着衣物的过程中，可将步骤拆解，提醒下一个阶段要如何穿脱衣物。给予充足的时间，切勿催促。引导患者做一个动作，如果患者不能完成引导的动作，照护者可以通过自身示范，让患者想起怎么完成穿衣。在患者穿衣服的时候，照护者要有足够的耐心，催促可能会引起焦虑和挫败感，只会让患者更加抗拒，甚至不愿出门。只要患者还有自己穿衣服的能力，照护者需要做的是在一旁协助，而不是为了方便或赶时间替患者穿衣服、系扣子，这样只会让患者觉得自己没用，生活能力也会衰退得更快。

◯ 增减衣物

注意天气变化，协助患者做好衣物的增减。

※ 进餐照护

失智症患者常常会出现拒绝进食或过度进食的情况，表现为贪食、口味改变、进餐时要人提醒或协助、不会准备餐具、将不能吃的东西放进嘴巴、将吃剩的饭菜和没吃的饭菜混合在一起、已进过餐却说还没进餐等，因此，失智症患者的饮食护理往往是让照护者最头痛的事情，让照护者非常沮丧。而有效的饮食护理能增强患者的体质，减少其他并发症如感染、压疮的发病率，同时也能避免因噎食、误吸等威胁到患者生命安全事件的发生。

首先要评估患者的咀嚼和吞咽功能，假牙是否合适，是否能自行进食，口腔卫生情况，有无口腔疾患，患者的饮食习惯，比如喜欢吃什么、什么时间进餐、什么时间喜欢喝茶或者咖啡等。也要评估进食异常的表现，以便针对性地进行处理。

◯ 选择合适的食物

据科研机构的研究发现，常吃地中海饮食有利于预防阿尔茨海默病；如果患者有饮酒和茶的习惯，那么每天适量的红酒和绿茶也有利于预防阿尔茨海默病。在饮食制作上，对于能自主进食的患者，可以根据患者的情况选择合适的食物，很多失智症患者的味觉发生了变化，可以用调味料提高食物的风味，比如在鸡蛋饼上涂番茄酱、在米粥里加糖、做水果沙拉等。失智症患

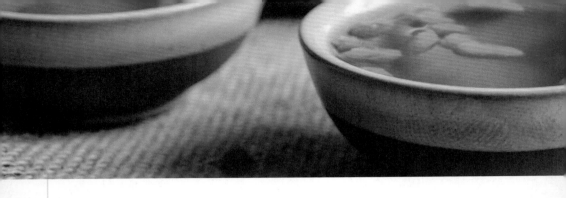

者的视觉也可能出现问题，因此在食物的选择上，需要选择有颜色的食物，并和盛食物的器具做区分，比如一碗粥，患者可能会因看不清而打翻食物，可以做南瓜粥或者在白粥里加些红糖，可以在白色的食物上撒些颜色对比度大的小装饰，如香葱、菜叶、肉松等。选择一些可以用手抓取的食物，比如小饼干、小面包、已经去皮的水果等，可以在任何时间当点心，一方面可以锻炼患者手部的功能，让患者体验进食的乐趣，另一方面可以提供患者一些营养。这种方法也可以在正常吃饭时间使用，比如做一些三明治、包子、鸡蛋饼等。食物的种类勿给予太多种选择，避免失智症患者混淆。若出现进食迟疑，不知道该吃哪一道菜时，可将饭菜装在同一个碗中，或像西餐吃法，一道一道上给患者食用。

○ 注意进食环境的安排

进餐地点及座位尽量固定，时间充足勿催促。若患者精神状态不好，可延后进食，进食时要求安静，关掉电视机、收音机，餐桌布置尽量简单，只放吃饭需要的餐具，不要放花瓶、装饰品和调味瓶。经常安排一家人一起吃饭，家人可以和患者进行简单的交流，谈谈生活中发生的愉快的事情、最近的新闻等。虽然患者只是一个被动的谈话对象，但可以让他感受到温馨的氛围，给患者提供了模仿进餐的机会，这种肢体语言的暗示胜过口头提醒。

○ 尽量鼓励患者自行进食

患者自行进食除了可以锻炼患者手部功能外，也能提高其进食的兴趣。照护人员不要太早剥夺患者进食的权利，不得已才选择喂食。要为患者选择简单的餐具，大部分失智症患者已经无法使用筷子，可

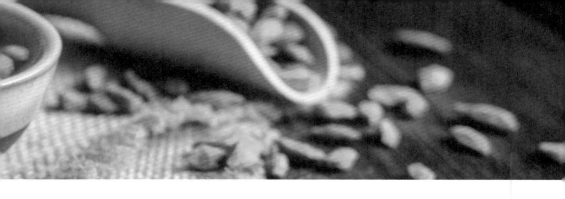

以选择用勺子进餐；若不方便抓握餐具，可使用安全的餐具，如长柄或粗柄的汤匙。要允许患者用手抓取食物进食，进食后协助做好手部清洁，并且尽量不要使用围兜，以免让患者失去自尊。

○ 鼓励饮水

照护者还要注意关注患者的体重变化及脱水的表现。失智症患者到一定时期会出现无法识别饿和渴的感觉，照护者应记录患者每日的进食及饮水量，要保证足够的液体，鼓励患者白天饮水2500~3000毫升，足够的饮水可以预防泌尿系统的感染。晚饭以后尽量少喝水，可以减少夜间上厕所的次数。饮食上保证营养充足，如果发现患者的体重减轻，需要查看患者的假牙是否合适，是否存在牙疼或者有其他原因，必要时应寻求医师的帮助。

○ 如果患者拒绝进食，需要了解原因

如活动量过少、牙疼、便秘腹胀、上一餐进食太多或进食间隔时间太短等；患者也可能忘记自己已经用过餐，进食完毕后会说自己没吃饭而要求再吃东西，此时不要与其争辩。可顺从患者的要求，如"好！你想吃什么，我去准备，你先看一下电视"（此时顺势选择患者感兴趣的主题，转移其注意力），若仍无法改善则可先给予少量低热量的点心食用。

○ 维持患者口腔清洁

维持失智症患者口腔清洁，以免造成牙龈发炎、疼痛不适，从而影响患者的情绪、进食、睡眠等。

❋ 如厕训练

排便行为异常的问题可能在病情的早期就已经出现，常表现为不会表达要上洗手间而造成大小便失禁、找不到洗手间在哪里、不会穿脱裤子、上完洗手间后在马桶内洗手……很多家庭照护者提出在照护过程中，患者不能及时在卫生间排便的情况成为一个棘手的问题。首先我们要仔细评估患者的排尿情况，如排尿方式，白天小便次数，夜间小便次数，发生失禁的次数、量，有无并发症发生。找出尿频及尿失禁的原因，治疗相应的疾病，如前列腺增生、便秘、尿路感染、糖尿病、卒中等；对于大便异常的患者，首先我们也要对患者做简单的评估，如患者是否有相关疾病，先要治疗相应的疾病，如慢性肠炎、痔疮等，评估患者大便次数、性状及间隔时间。

做好卫生间环境的布置

在疾病的中晚期，某些词语如"洗手间""厕所"等对患者不再具有意义，许多失智症患者无法辨别其意义而常找不到洗手间。因此，为了能让他们顺利找到洗手间，在装修卫生间时，不能按以往的习惯选择白色的坐便器、浴缸、洗手池，白色会让患者不能马上识别，所以应选择一种与周围环境不一样的颜色，如绿色、咖啡色、土黄色、紫红色等，把洗手间的门刷成和墙壁不同的颜色；在门或墙壁上可放置显眼图案或标识；马桶周边颜色鲜明，让患者容易辨识，便于患者及时找到马桶。

定时引导上厕所、预测需要

照护者要注意观察患者如厕前的习惯动作、身体语言和表情，辨认患者有尿意的讯号，如拉扯裤子、坐立不安、不停踱步等，可适当提醒，但同时也要尽量维护患者的尊严。

选择容易穿脱的衣物

如以粘扣代替纽扣等。

均衡饮食，预防便秘

摄取足够水分及纤维素，每天活动身体以利排便。

便秘的患者，要多食纤维素丰富的食物，如粗粮、豆类、麦麸、芹菜、韭菜等，少食刺激性食物，如辣椒、花椒等；大便次数过多的患者，要清淡饮食，及早寻求医师的帮助，治疗相应疾病，调整肠道菌群。

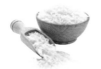 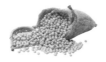

冷静对待大小便失禁情况

傍晚即开始减少饮水量，以降低半夜上厕所的频率或失禁的机会。记录排便情形，长时间未排便或尿频时要注意有无便秘或尿路感染问题。

对失禁的失智症患者一定要有耐心，并顾及尊严、减少尴尬。若已出现失禁情形，不能呵斥，而是要给予语言上的提醒和帮助，协助完成清理。

重度失智者如已无法如厕，可考虑使用吸收力较佳的纸尿裤，以免污染被褥。

大小便失禁会导致皮肤问题，失禁相关性皮炎主要发生于会阴部、尾骶部、臀部、腹股沟、男性的阴囊、女性的阴唇、大腿的内侧及后侧，主要表现为红斑、红疹、浸渍、糜烂，甚至皮肤的剥脱，伴或不伴有感染。应加强皮肤护理，保持会阴部皮肤清洁干燥，每日用温开水清洗会阴部、龟头、阴茎及臀部皮肤，及时更换衣裤，减少潮湿、尿液和粪便的刺激。对于长期卧床患者，可以选择使用男性尿套、女性集尿器、成人尿片、尿不湿、成人纸尿裤等尿失禁产品。

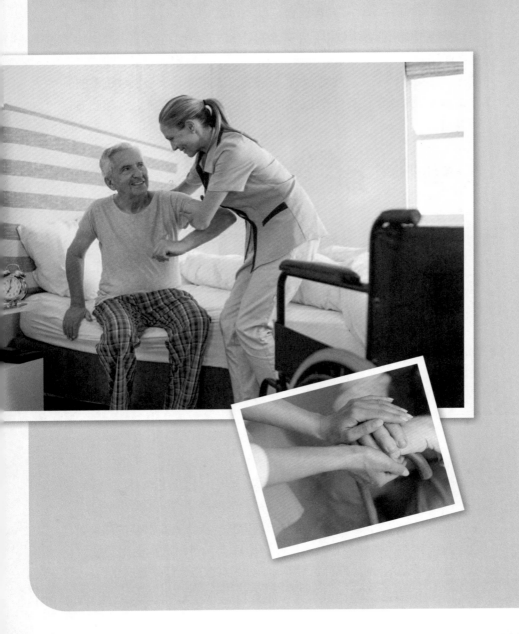

第五章

失智症中、晚期护理很重要

　　早期的失智症患者在大部分时间里尚能自己照顾自己，而一旦随着病情发展进入中、晚期后，他们在生活起居上就会出现大部分不能自理或完全不能自理，这时就需要照护者对他们进行全方位的照顾。

从生活起居上全方位支援

※ 晨间护理

○ 更衣

照护者备齐清洁衣裤，按顺序放在椅子上。协助患者取舒适体位，必要时关门窗，或以屏风遮挡患者。根据患者的病情采取不同的更衣方法：病情稳定可采取半坐卧位或坐位更换；卧床者可采取轴式翻身法更换。

脱衣：

- 解开扣子。

- 脱下一侧衣袖，卷起，掖到患者身下。

- 患者上肢放于腹部，向已褪下衣袖的一侧翻转身体。

- 从身体下抽出衣服，褪下另一侧衣袖。

穿衣：

- 双手交叉在胸前，向一侧翻身，将衣服披盖在患者身后。照护者把手套进上方手臂一侧的衣袖，握住患者的手，将衣袖套进患者上肢。

- 在患者背后将衣物折叠，掖到身体下面，翻身呈仰卧位。

- 抽出压在身下的上衣，穿上另一侧衣袖。

- 抚平衣服褶皱，扣好扣子。

脱裤子：

- 让腰部可以抬起的患者抬起腰部后，脱下裤腰。
- 不能抬腰配合的患者，照护者分别抬起其左右侧的腰部，逐次脱下左右侧的裤腰。
- 将裤腰褪至膝盖以下。
- 抬起脚后跟，脱去裤腿。

穿裤子：

- 照护者用手先把患者两侧腿分别套进对应裤腿中。
- 上拉裤腰至腿部。
- 交替抬起左右腰部，提上裤腰。
- 抚平褶皱。

○ 起床

从床上自理起身：

- 患者取侧卧位，用下方的手握住扶手。
- 伸直双腿，伸出床外，用下方的手肘部抵住床面。
- 如果失智症患者有下肢偏瘫问题，则用健侧的腿伸到患侧脚下，抬起患侧脚到床外。
- 继续用手肘支撑身体，借双脚落地的重力杠杆作用，撬起上半身。
- 用握住扶手的手臂支撑起上半身。
- 上半身坐直，双脚着地，稳定之前不要放松握住扶手的手。

利用升起床靠背起身：

- 双脚伸向床外，利用护理床的遥控器抬起床背部。

- 上侧的手握住扶手撑起上半身，双脚着地。

照护下的起身：

- 面向照护者，双手置于胸前，双膝立起。

- 照护者一手抱住患者对侧肩部，一手抱住患者对侧大腿部。

- 如果患者体型大，使患者呈侧卧位后，可先将下肢放落。

- 身材矮小的照护者，抱肩的手从患者腋下穿过，让患者双手抱住照护者颈项，然后再抬起患者。

- 以臀部为轴，将下肢向照护者身前旋转，同时抬起上半身。

- 利用下肢下落的惯性，完全扶起上半身，待坐姿稳定后再放手。

○ 洗脸

自理洗脸

　　能行走者可自己走到洗面台，坐在椅子上洗；走不动但可以坐起者在床上洗，总之尽量自己洗。为了不弄湿衣服和寝具，可在床上的小桌上铺好大塑料袋；为了水滴不溅出，塑料袋上再铺浴巾。患者戴上塑料围裙和套袖，照护者将水盆置于小桌上。水不要太烫。如果衣服弄湿了，要尽快更换衣服。

眼屎的擦除方法

　　用湿润的纱布从内眼角向外眼角擦拭。一只眼擦好后，折叠纱布，用其干净的面再擦另一只眼。原则上毛巾、纱布擦过的面不要用第二次。如果眼屎已经干燥硬结，先用温水湿润的纱布覆盖眼部，待眼屎软化后再擦去。

照护
洗脸

1.从内到外，从内眼角到外眼角。

2.从额头到面颊，再到下巴，像描S形擦拭。

3.依照鼻子、耳朵的周围、脖子、下巴的下方的顺序擦拭，皱纹的皱褶也不要错过。

○ 口腔护理

病人自己刷牙：

能够自己刷牙的病人，即使不能去卫生间，也要每日早晚坐在椅子或床上做口腔清洁。准备牙刷、杯子、漱口盆、小镜子、毛巾，必要时可以使用电动牙刷。

- 正确握法：牙刷柄放在手心，拇指前伸，其余四指紧握。

- 手持刷柄，将刷头置于牙颈部，刷毛与牙根部呈45°，刷毛指向牙根方向（上颌牙向上，下颌牙向下），轻微加压，使刷毛部分进入龈沟，部分置于龈缘上。

- 以2～3颗牙为一组，以短距离（约2毫米）水平颤动牙刷4～6次。避免动作过大而变成横刷。

- 接着是牙齿的内侧面，也是使用同样的刷法。

- 咬合面上的窝沟很容易积攒细菌，一定要注意刷到，这时小刷头的优势就体现出来了。

- 前牙内侧有些特殊，需要将刷头竖放在牙面上，使前部刷毛接触龈缘或进入龈沟，做上下提拉颤动，自上而下拂刷，不做来回拂刷。刷下前牙舌面时，自下而上拂刷。

- 将牙齿分为6个区域，逐个区域进行清洁，保证牙齿正面、内侧面以及咬合面都刷到。刷完牙齿后，再由内向外刷洗舌面，以清除食物碎屑、减少有害细菌。

照护下的口腔护理：

- 备齐口腔护理盘、齿缝刷、海绵刷、牙刷、舌刮、棉签、压舌板。
- 帮助能坐起的患者尽量坐起，不能坐起的患者则将头侧向一边或侧卧。
- 用压舌板撑开面颊部，观察口腔有无出血、溃疡，有假牙者用纱布裹住取下。
- 用沾水棉签、海绵刷以及舌刮、齿缝刷和牙刷沿齿缝纵向擦洗至清洁，帮助漱口，擦干面部。
- 帮助患者躺卧舒适，消毒清洗用品。

○ 剃须

久卧床榻，得不到良好照护的患者衣冠不整、昏昏沉沉，不利于患者的心理和生理健康。为了让患者有良好的精神面貌，剃须保持清洁和舒适非常重要。

- 剃须前用热的湿毛巾敷脸1分钟，让皮肤变得柔软，并软化须根。
- 涂抹香皂水、剃须啫喱或剃须泡沫，防止刮伤的同时深入软化胡须，使剃须更彻底。
- 先刮去面颊上的胡须，然后再刮两鬓和脖子。剃须动作一定要慢、轻、柔。剃须的顺序是：从左至右，从上到下，先顺胡须生长方向剃刮，再逆向剃刮，最后再顺刮一次就可基本剃净。不要东刮一刀西刮一刀，毫无章法地乱剃。
- 如果患者不能自己鼓腮，照护者可以将食指、中指并拢伸入患者口中，垫起腮部刮胡须。
- 剃须完毕，用热毛巾把泡沫擦净或用温水洗净后，再检查一下还有没有胡茬。

- 剃须后应注意皮肤保养。因为剃刮胡须时对皮肤有一定的刺激，并且易使皮脂膜受损，所以应在剃须后再用热毛巾敷几分钟，然后选用须后膏、须后水或润肤霜外搽，保护皮肤。

○ 洗头发

准备物品：大而厚的塑料布、毛巾、大浴巾、大塑料瓶、水桶、晒衣夹子、洗发水、护发素、吹风机、温水。

- 为了不弄湿床，先将塑料布铺在患者身下。
- 在塑料布上面铺大浴巾。
- 毛巾三折后围绕在颈部，将患者头部转向一侧床边。
- 塑料布围在颈部，用晒衣夹子固定。
- 塑料布下端放入水桶内，用大塑料瓶装满温水淋洗头发。
- 用洗发水揉洗头发，必要时用护发素。然后用温水冲洗，毛巾擦干，吹风机吹干。

○ 梳理头发

自己梳头：

- 患者不宜用塑料梳子，易产生静电，应选择木质梳或牛角梳。
- 梳理头发动作要轻柔，不可强拉硬拽，以免造成疼痛和头发脱落。
- 如果头发缠绕成团不易操作时，可涂抹少量橄榄油使之湿润后再小心处理。
- 若是长发，应从发梢梳理至发根，以便梳通。

照护下的头发梳理：

- 备齐毛巾、梳子、牛皮筋或发绳（需要时）。

- 帮助患者坐起或取其他合适体位。

- 干毛巾围于患者肩部，卧床患者坐于床上。

- 头发缠绕、打结者先用少量清水润湿。

- 散开头发，一手压住发根，一手持梳子从发根梳至发梢。长发打结者，先从发梢至发根逐步梳理顺畅后，再从发根到发梢梳理整齐。

- 按患者习惯梳理好发型，帮患者躺卧舒服，最后整理用品。

※ 移动的照护

经常进行规律性运动的失智症患者比较安静，不太容易激动地踱步。他们的动作技能似乎能够维持比较长的时间。此外，充分运动还有助于患者夜间的睡眠，而且可以帮助他们的肠道规律地蠕动。照护者可以选择照护者和患者都非常喜爱的运动，也可以优先考虑患者罹患失智症之前喜爱的运动，如果该运动比较复杂或危险，可以做些改动，使其适合患者，也是不错的选择。

○ 失智症患者行走与平衡问题

失智症患者随着疾病的进展，身体可能会变得僵硬或不灵活，这样很难起床或从椅子上起身。行走时，他们可能驼背或身体倾斜或拖着脚步走。

有些患者在早上起床时会跌倒。这时最好先让患者在床沿坐几分钟，然后再开始走动。

有些患者在晚期甚至无法坐着，他们通常都有挛缩的问题，因为肌腱僵直，以致关节无法完全张开或伸展。

如果患者站立不稳，让他扶着照护者的手臂，而不是由照护者抓住他的手臂。或者照护者也可以走在患者身后抓住他的腰带，来维持患者身体的稳定。

随着病程进一步发展，很多患者渐渐丧失行走的能力。通常是从偶尔绊倒或跌倒开始，然后步伐越来越小，数年之后演变成无法站立。最终即使有人将他扶直，患者还是无法挺直双腿站立。

○ 托肘行走

所谓托肘行走，指的是照护者用双手托住患者的双肘，帮助患者站稳。

1 照护者与患者面对面，两人双前臂紧贴，照护者托起患者的双肘，帮助患者站稳。

2 照护者一边出声引导，一边与患者行进。患者一侧脚先迈出，照护者同侧脚向后退。

3 患者另一侧脚迈出，照护者同侧脚后退，如此反复。

○ 抱肩而行

照护更虚弱的人，可以抱肩步行，这样有助于消除失智症患者常有的不安和恐惧感。照护者可出声指挥，使患者放松。

1 患者双手搭在照护者肩上，照护者双手托扶在患者腋下，站稳。

2 在照护者的指挥下，患者与照护者同侧腿一起进退。

3 另一侧腿一起进退，如此反复练习。

○ 照护个子较矮的患者

如果是照护个子较矮的患者，照护者需要注意以下事情：

1 照护者稍屈腿，放低肩部，使患者从容抱扶照护者肩头，照护者仍抬扶患者腋下。

2 照护者也可以放低身体，双手扶着患者双手，或者照护者屈身与患者双臂相扶，同侧脚共进退步行。

○ 患者自己利用抬举型步行器步行

①将步行器向前方推出，一侧脚向前迈出。

②另一侧脚跟上，两脚并排。

③将步行器前推，重复以上动作。

○ 在照护下利用抬举型步行器步行

①照护者在患者身后，轻轻支撑其腰部，患者将步行器向前方推出。

②患者一侧脚向前迈出，照护者同时迈同侧脚。

③患者另一侧脚跟上，两脚并排，照护者跟上。

④将步行器前推，重复以上动作。

○ 照护下的扶杖步行

1 正常人步行时如果腰部固定，则走起来会很别扭，因为走路时重心在左右脚间交替转移，所以轻微左右摇晃，才能平稳前进。因此在照护老年人步行时，也要使老年人有节奏地轻微左右晃动，才能顺利向前行走。

2 扶杖行走照护时，照护者与患者紧贴，一手扶住腋下，另一手握紧手或肘部。如果患者有偏瘫，一般照护者站在偏瘫侧，握住患者的力度要适中，过度用力会使患者紧张，所以动作自然轻柔最好。

3 患者出右脚，身体可向右轻度倾斜。照护者也出右脚，此时照护者也会稍右倾，连带患者也会轻微向右倾。如此重心会顺利地转向右脚，步行可顺利进行。

4 患者迈左脚，身体稍向左倾斜。照护者同时伸出左脚，此时连带患者身体轻微向左晃动，重心转移到左脚。如此反复行进。照护者步幅与患者步幅相配合。照护者可以边走边喊口号"一、二、一、二"鼓励患者坚持。

○ 轮椅和床之间的移动

①床与轮椅之间成30°角放置。

②床边安装照护用扶手，即使患者有偏瘫，也能独立在轮椅和床之间移动。

③轮椅的脚垫抬起，必须合上轮闸，使轮椅不会轻易移动。

④从床向轮椅移动时，轮椅与床间的放置方式在独立和有护理的情况下都相同，即臀部移动的距离越短，越安全平稳。轮椅放在床的正面时，臀部移动的距离较长，不方便。

⑤轮椅平行紧贴床边时，轮椅的贴床侧车轮与床之间形成空隙，臀部移动时会有跌落的危险。最适宜的位置是床与轮椅成30°角靠近床边，此位置臀部的移动距离最短，也就最安全。

○ 照护下床乘轮椅

①照护者腿向前贴着患者腿内侧，另一腿在后成"弓"步，要尽量靠近患者。

②患者将手搭在照护者肩上，照护者用手托住其腋下，使患者呈鞠躬状前倾，借力站起。

③转体支撑着患者向轮椅转身。

④保持紧贴患者的姿势，一同降低身体，使患者缓慢坐在轮椅上。

○ 乘轮椅上下台阶

上台阶：

①当轮椅的前轮触及台阶时，开始操作。照护者双手握住轮椅把手向后轻拉，单足踩下轮椅翘板，同时向前推轮椅，轮椅前轮翘起。

②后轮抵达台阶时双手向上抬起后轮，同时向前推，使后轮跃上台阶。

下台阶：

①患者背朝下台阶方向，由后轮开始下台阶。

②前轮抵达台阶边缘时，照护者双手握住把手向后轻拉，单足踩下轮椅翘板，轮椅向前推，使前轮翘起。

③进一步向后拉轮椅，到患者脚不会触及台阶边缘时，缓慢放下前轮。

米 饮食照护

○ 失智症患者进食特点

不吃东西。有些失智症药物会令患者感到口腔和喉咙干燥，使他觉得很多食物变得很难吃或难以下咽。用菜汁或汤水拌食物，并让患者每吃一口饭就喝一口水，可以解决这个问题。

　　储藏食物。有些患者会把食物藏在房间里，引来昆虫或老鼠而导致环境卫生出现问题。如果能向患者保证他随时都有零食可吃，可避免患者再藏食物。可放一罐饼干在患者能找到的地方，并且提醒患者饼干罐放在哪里。

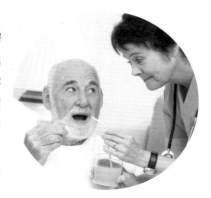

　　吃不能吃的东西。失智症患者可能无法辨识哪些是不能吃的东西。照护者必须把某些食物放在患者看不到的地方，例如盐、醋、食用油，否则患者吃下大量这些东西会导致身体不适。有些患者会吃一些非食物，例如肥皂、花盆里的泥土或海绵。这或许是由患者的知觉和记忆力受损所致。如果患者是这样的话，就必须把这些东西放在他看不到的地方。

　　不吞咽。有时患者会把食物含在口中而不吞下去，原因或许是他忘记如何咀嚼或吞咽。这是一种失用症，最适当的处理方式就是提供给患者柔软而不太需要咀嚼的食物，例如汤、粥、浓稠的液体等。如果患者无法吞咽药丸，可以把药丸压碎后拌在食物里面。但必须先询问药剂师，因为有些药物是不能压碎后服用的。

　　无法决定该吃什么。有些失智症患者无法决定该吃盘中的哪些食物，这种情况应限制每次放在患者面前的食物种类。举例来说，先给他蔬菜，然后再给他肉类。不要把盐、番茄酱或其他调味品放在患者触手可及的地方。如果他会给食物胡乱添加各种调味料，请照护者帮他调味，并把食物切成小块且确认食物够细。

　　忘记已吃饭。有的失智症患者会忘记自己刚刚吃过饭，在餐后又立即要求吃东西，甚至有些患者随时随地都想吃东西。照护者可以准备一些营养、健康的小零食或点心，例如小饼干、小甜品（适合未患糖尿病者）等。通常患者一次只会拿起一块，然后就心满意足了。如果担心患者这样经常吃零食导致体重增加而影响健康，可在点心中放些胡萝卜或芹菜。

○ 吞咽障碍筛查方法

随着病情的发展，照护者需要在饮食方面处理更严重的问题，例如患者在咀嚼和吞咽方面出现困难。吞咽障碍是指由多种原因引起的，由于摄食吞咽过程中一个或者多个阶段受损而导致吞咽困难的一组临床综合征。吞咽障碍可影响摄食及营养吸收，还可因食物误吸入气管导致吸入性肺炎，严重者甚至危及生命，所以吞咽障碍的筛查对老年人来说特别重要，吞咽功能常用的评定方法主要有三种：

反复唾液吞咽测试

被检查者采取坐位或放松卧位，检查者将手指放在被检查者的喉结及舌骨处，让其尽量快速反复吞咽，观察30秒内喉结及舌骨随着吞咽运动越过手指，向前上方移动再复位的次数。当被检查者口腔干燥而无法吞咽时，可在舌面上注入约1毫升水后再让其吞咽。高龄患者做3次、中老年做5次即可。食指水平置于甲状软骨和舌骨之间，甲状软骨越过手指即为吞咽顺利越过，若无则有吞咽障碍。对于不能配合的患者，可在口腔和咽部做冷按摩，观察吞咽情形和吞咽发生所需时间。若刺激吞咽反射引发部位至吞咽发生的时间为3秒以内，进行临床跟踪；3~5秒，进行饮水试验；5秒以上，可疑吞咽障碍；仅以此项就发生呛咳为有吞咽障碍。

洼田饮水试验

让患者取坐位，喝1~2勺水，如无问题，将30毫升温水递给患者，让其像平常一样喝下，记录饮水情况。I级，5秒内饮完，无呛咳停顿；II级，1次饮完，但超过5秒，或分2次饮完，无呛咳停顿；III级，能1次饮完，但有呛咳；IV级，分2次以上饮完，有呛咳；V级，常常呛咳，难以全部饮完。I级为正常，II级为可疑，III级以上为异常。

才藤氏
吞咽障碍
7级评价法

7级（为正常）：摄食吞咽没有困难；6级（摄食咽下有轻度困难）：摄食时有必要改变食物形态，口腔残留少，不误咽；5级（口腔问题）：吞咽时口腔有中度或重度障碍，需改变咀嚼形态，吃饭时间延长，口腔内残留食物增多，摄食吞咽时需要他人提示，没有误咽，这种程度是吞咽训练的适应证；4级（机会误咽）：用一般的方法摄食吞咽有误咽，但经过调整姿势或每口的量后，可以充分防止误咽；3级（水的误咽）：有水的误咽，使用误咽防止法不能控制，改变食物形态有一定效果，吃饭只能咽下食物，但摄食的能量不充分；2级（食物误咽）：改变食物形态没有效果，水和营养基本由静脉供给；1级（唾液误咽）：唾液产生误咽，有必要进行持续静脉营养。

○ 吞咽障碍患者的饮食调整

经过评估，出现吞咽障碍的患者需要根据病情随时调整护理方法，选择糊状食物或者鼻饲进食。

进食糊状食物患者的护理：

1 患者进食时尽量采取坐位，头部前屈。利用这种体位可使食物顺利咽下，防止噎食，避免发生食物反流及残余食物误吸入气道。

2 食物的形态应选择密度均匀、黏性适当、不易松散、通过咽和食管时易变形的糊状食物。可以使用搅拌机将食物制作成糊状，再给患者喂食。

3 选择边缘钝厚、容量5～10毫升的匙子，每次进食要控制一口量，每次吞咽后嘱患者多做几次空吞咽动作，确保食物全部咽下。前一口吞咽完成后再进食下一口，避免两次食物重叠入口的现象。

4 进食时注意力要集中，对于不能自己进食的患者，应给予帮助。喂食者要有耐心，喂食时应注意食物的温度适中，一次进食量不要太多。

鼻饲饮食患者的护理：

1 采取合适的体位，鼻饲前抬高床头大于30°，鼻饲后30分钟再恢复平卧位。

2 保持胃管位置正确，在胃管穿出鼻孔处做标记以及早发现移位，鼻饲前需回抽胃液，确定胃管在胃内。

3 膳食配制采用稀饭、鸡蛋、鱼、肉、高汤、蔬菜等粉碎搅拌成匀浆状，另外可以加牛奶、水、果汁，保证患者每日的能量需求，有条件的患者可以选择营养液。鼻饲液的温度保持在38~40℃，每次喂食200毫升，每2小时喂食一次，每天6~8次，每次喂食前后用温开水20毫升冲洗胃管。

4 每日2次口腔护理，保持患者口腔清洁，防止感染。

5 每月定时更换胃管，在晚上最后一次鼻饲后拔管，休息一晚让鼻黏膜得到恢复，第二天早晨从另一侧鼻孔插入胃管。

6 做好导管固定和防护，防范胃管异常拔除。

睡眠照护

○ 睡眠不足会加速失智症病情发展

睡眠是人的生理需要，人一生中有1/3的时间是在睡眠中度过的。实验发现，持续性剥夺睡眠的动物会在数周后死亡。尽管人类被剥夺睡眠后是否死亡还不清楚，但会出现一些与失眠相关的症状已被公认。

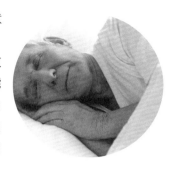

当人被剥夺睡眠60～200小时后，将导致疲劳、易激惹、精力难于集中，熟练的运动功能丧失，自我照顾能力和判断能力下降，工作能力衰竭。当睡眠被继续剥夺时，将出现频繁的短促睡眠，各种错误不断出现，最终会出现定向力障碍、错幻觉、妄想以及意识障碍。

中青年睡眠不好与年老后罹患失智症、帕金森病等多种老年退行性疾病密切相关。据报道，睡眠质量差的人在年老后更容易患上失智症；睡眠打鼾可能损伤老年女性的认知能力，严重时可引发失智症；《科学》杂志也报道长期睡眠不足最终可能引发失智症，其原因是促进失智症病理性的Aβ异种蛋白积蓄所致。

○ 失智症老年人的睡眠障碍

老年人患有失智症以后，随着失智症病情的加重，伴随的睡眠障碍也会日趋严重，有34%～82%的失智症老年人会出现睡眠不好的症状。睡眠不良不但会明显降低失智老年人及家属的生活质量，还会进一步加速老年人记忆力下降。

- 入睡困难。

- 夜间觉醒次数增多。

- 早醒，睡眠中梦魇、游走。

- 日间小睡明显增多。

- 日落综合征。中重度失智老年人常在黄昏时分出现一系列的情绪和认知功能的改变，如情绪紊乱、焦虑、亢奋、方向感消失等，持续时间为几小时或者整个晚上，其发病机理是由于急性大脑供血不足所致。虽然大多能在数小时或数日内恢复正常，但这种急性脑供血不足往往是脑血管意外、心脏病发作的前兆。

由于睡眠障碍常在失智症、帕金森病等发病前数年甚至十余年就已经出现，所以如果中老年人正在受到睡眠不良的困扰，应早期就诊，及时治疗，从而延缓甚至预防失智症的发生。

由于睡眠障碍会加速失智症老年人的病情发展，照护者要注意发现老年人的睡眠障碍原因，进行针对性照护，以保证老年人正常睡眠。

◎ 为失智老年人进行睡眠照护的技能操作流程

1 / 应对白天睡眠增多

如果发现老人白天睡觉，应协助老人活动；建立规律的就寝时间，做到晚上定时上床睡觉、早上定时起床；到户外晒太阳，呼吸新鲜空气；将午睡时间缩短，避免白天睡觉时间太长而影响夜间入睡。

2 / 脑器质性疾病

改善周围环境，白天让老年人多晒太阳；傍晚时早点开灯，灯光尽量明亮，让老年人难以觉察光线的变化；认真观察老年人一天不同时间点的情绪、精神、体能、思维、方向感和认知功能的变化，尽量把老年人每天需要照护的事情安排在下午之前完成。

3 / 睡眠障碍

调整老年人的饮食结构和饮食方式，限制含糖食品及茶水，晚餐进食易消化食品；鼓励睡前适当活动，放松心情，稳定情绪；如果老年人突然在轮椅上睡着了，在保证不着凉和舒适的情况下，不要吵醒他，让他安睡。

4 **协助老年人睡眠**

关闭门窗，拉好窗帘，调节室内温湿度，夏季室温调节至25～28℃，冬季调节室温至18～22℃，相对湿度60%；放下床档，检查床铺无渣屑，按压被褥松软适中，整理枕头至蓬松，高度随老年人习惯适当调整；协助老年人从轮椅转移上床就寝，盖好被子，支起床档；退出房间，关上房门；若发现老年人有醒后喊叫、企图翻身下床等异常行为，为了防止老年人坠床或心血管疾病发作等意外，必要时进行适当的安全约束保护。

注意事项

- 对老年人的良好表现要及时表扬，鼓励老年人进行正常睡眠。
- 记录老年人睡眠情况、发生意外时的应对措施及总结照护经验。
- 老年人睡前卧室要通风换气，避免因空气浑浊而影响睡眠。
- 根据季节准备适宜的被褥，注意枕头软硬、高低适中，避免影响睡眠。

❋ 排泄护理

对于失智又失能的患者，排泄会非常困难，需要照护者协助。

◯ 失智患者的排泄特点

1 在失智症晚期之前发生的尿失禁，通常并非失智症所致，我们要找到诱因，解决这个问题。如慢性或急性膀胱感染、控制不佳的糖尿病、粪便嵌塞、前列腺肥大等都可能会引起失禁；老年人肌肉无力可能会导致漏尿。

2 当患者置身于新环境时，他们有时会找不到洗手间，所以标示清楚或颜色鲜明的门对他们会有帮助。

3 患者突然发生或暂时性的大便失禁可能是感染、腹泻、急躁性大肠症、便秘或粪便嵌塞所引起的。

4 当患者需要人协助又无法或不好意思提出要求时，我们要观察他们是否有坐立不安或焦躁易怒的表现，这些可能是他们需要如厕的迹象。

5 随着失智症患者病程的发展，患者可能会失去或无法正确反映必须解手的感觉，或无法及时起床如厕，需要照护者定时提醒患者。

○ 老年人排尿机制

女性：女性的尿道长为3～5厘米，短而直，因此易发生漏尿。尿道周围的肌肉由于生产或肥胖等影响而松弛，加之停经后雌激素减少的影响，导致尿道变硬，加重漏尿症状。

男性：男性尿道长为16～20厘米，长而弯曲，易发生尿不出的障碍。随着年龄增加，前列腺易肥大，压迫尿道使排尿更加困难。排尿障碍和尿频往往是前列腺肥大的表现。

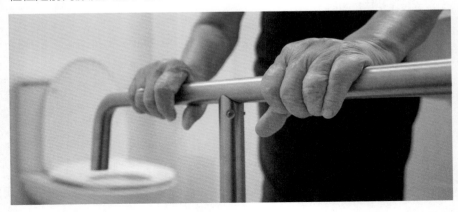

○ 排泄方法的选择

地点或用具	对象	照护方法
厕所	有尿意、便意，可站立、可保持坐位，可以走去厕所的人（包括独立、靠帮助、坐轮椅等可以移动到厕所的人）	尽可能让患者独立去厕所，独立排泄
便器、尿器	可以表达尿意、便意，在床上生活，无法保持坐位的患者	无法保持坐位的人可利用尿器、便器排泄。如果可以独立脱穿衣裤，独立放置尿器、便器则最好，可减轻照护者负担。不能独立时，才需要照护
便携式马桶	有便意、尿意，可保持坐位的人，可从床上起身（包括照护）但无力走到厕所的人	就近在床边利用便携式马桶如厕
尿裤	无法表达便意和尿意的人，夜间为省事不得不用尿裤的人	因使用者的情况不同，选择尿裤时要考虑男女、能否活动、尿量多少等情况。可先买少量样品试用，最终选择适合的尿裤

有尿意到排尿的时间很短是老年人排尿的特点。老年人常常来不及脱裤就已经排尿，所以内衣裤、睡衣等应方便脱穿，例如两侧腰部以魔术贴粘住或者腰部有松紧带的裤子。

○ 便携式马桶的选择、放置与清洗

选择：有塑料质轻便型和木质家具式两种，可按患者的状况选用。

基本要求：为了保持坐位稳定，要有靠背及扶手；为了方便从床上移动到便座，扶手应能拆下；为了方便起坐，便器高度应能调节。

放置位置：患者可行走时，马桶放在墙角，前方用屏风遮挡；走不动时，便器放于和床平行的床边。卫生纸放在随手可拿到的地方。

清洗：使用后立即取出便桶清洗。粪便倒掉后，用清洗剂清洗，之后喷消味剂，再在桶底放几张卫生纸，可以减少下次使用时尿、便反弹溅出。

○ 可站立者使用便携式马桶

- 从床上靠扶手站起来，脱掉裤子。

- 依靠扶手向便器移动，坐下排便。

- 身体稍前倾，抬起臀部，一手擦拭，一手扶着扶手保持姿势稳定。

○ 不能站立者自主使用便携式马桶

- 固定马桶在紧靠床边的位置，把床的高度下降到与马桶同高。

- 脱下裤子。

- 扶着扶手，横向滑动臀部到马桶上。

- 排便完毕后擦干净，臀部滑向床边，穿上裤子。

○ 依靠照护者使用便携式马桶

- 照护者位于患者前方，膝盖插入患者两膝盖间，让患者抱住照护者，照护者抱住患者裤腰后方，口中喊"1、2、3"，用力使患者站起。

- 紧贴患者站立，待患者站稳后，帮助其转身。

- 站立位紧贴患者，褪下患者的裤腰。

- 裤子褪到大腿以下时，扶患者使其退后贴靠马桶。

- 紧贴着患者，使其缓慢坐在马桶上。

- 将裤子褪到膝盖以下，用毛巾盖在患者腿上。患者排便时，照护者须回避。

○ 选择尿裤、尿片

尿裤分为布质和纸质。布尿裤柔软、贴身，可以反复清洗使用，比较经济；纸尿裤只能一次性使用，有吸水量大、不回渗的特点，所以医生常推荐将纸尿裤配合尿片一起使用。一般成人纸尿裤在结构上从内向外分为三层：内层紧贴皮肤，由无纺布制成；中间层为吸水绒毛浆，添加有高分子吸水剂；外层是不透水的塑胶膜。选购时主要看产品的质量和规格，要考虑纸尿裤的锁水能力、透气性、弹性、防漏设计等。

○ 尿片的更换

- 脱裤子，打开尿裤。

- 将尿湿的尿片卷起，拿开。

- 用准备好的热湿毛巾擦拭，使患者抬膝，认真擦拭。即使无污物，热湿毛巾擦拭也能使患者感觉舒服。擦拭过的毛巾面不能再擦拭别处。

- 铺新的尿片，让患者稍侧身，新尿片从腰上部向下放好。

- 将患者改平卧位，拉直尿片，女性凸折，男性凹折，使尿片在阴部紧密贴合。男性需要用另一尿片包裹阴茎。

- 大腿根部留有两指空间，合上尿裤。

○ 尿裤的更换

- 将裤子褪到膝盖下，揭开固定胶带，解开尿裤。

- 将一侧的尿裤向背部卷起，掖到身下。

- 将患者转身侧卧，用热湿毛巾擦拭清洁阴部和臀部。要注意有无皮肤溃烂、皮损、褥疮。

- 让患者保持侧卧，迅速取出脏的尿裤，更换新尿裤。

- 使患者平卧，把纸尿裤压在身体下面的部分拉出，左右均等展平。

- 按前述方法衬上尿片，掌握好松紧程度，再用胶带粘合尿裤。

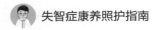

❋ 洁身护理

经常给失智症患者进行洁身护理是非常必要的，一方面能清洁身体、除去异味，另一方面可有效防止各种皮肤病的发生。

◯ 选择清洁用品

照护者应根据卧床病人的皮肤状况（干燥或皮脂分泌旺盛、皮肤的完整性）和病人的喜好、清洁用品的性质和功效等因素综合考虑，选择适合的清洁和护肤品，通常选择一款香皂或浴液、一款护肤产品就可以了。

洁肤香皂

洁肤香皂一般是皂基清洁剂，价格较低廉，可以有效清洁皮肤，用后感觉清爽，但对皮肤的刺激性和伤害比较大。

温水清洗

皮肤特别干燥或有皮损的患者可以只用温水沐浴。

沐浴露

不同沐浴露的成分和制作工艺有很大区别，但总体安全性较好，有利于改善皮肤状况。目前最好的清洁剂是以氨基酸为表面活性剂的产品，是沐浴露类产品所独有的。

润肤剂

润肤剂可以在皮肤表面形成保护层，防止水分过度蒸发，达到保水、软化皮肤的目的。皮肤非常干燥的病人可以选择较为黏稠的润肤霜，皮肤状况较好或环境空气湿润可以选择润肤露。

爽身粉

爽身粉的主要成分是滑石粉、硼酸、碳酸镁及香料等，沐浴后轻轻扑撒在臀部、腋下、腿窝、颈下等皮肤褶皱处，能吸收汗液、滑爽皮肤，也可减少痱子、皮疹和褥疮的发生。

◯ 全身擦澡

不能入浴的失智症患者可采用擦澡进行洁身，也就是用热湿毛巾擦身体，以保持清洁；身体情况不佳不能入浴时，或者两次入浴间隔较长时间时，也可擦澡。擦澡应当避开发热、脉搏过快、血压较高等身体状况不佳的时候。擦澡前要调整室温，使擦澡时及其后不会感到寒冷。为了使患者不感到疲劳，应准备充分、手脚麻利，也要注意保护患者隐私。注意保持热湿毛巾的温度。事先准备好擦拭后要换的干净衣服。

毛巾浸泡在70~80℃的热水中后，照护者戴上塑胶手套拧干待用。擦面部、躯干、阴部的毛巾应分开，各有专用毛巾。可以用毛巾颜色区分，或者在毛巾上做记号区分。

擦拭顺序：

1.仰卧位：面部—耳朵—颈项—上肢—手—胸部—腹部。

2.左右侧卧位：背部—两肋—腰部。

3.仰卧位：腿及足部—阴部。

擦拭肢体时，原则上是从肢体远端向心脏方向擦拭，可促进血液循环。

擦拭部位	方法步骤
上肢擦拭	擦拭侧的衣袖褪下后，从手开始向肩部擦拭。注意污垢易于积累的肘部内侧、指间、腋窝的擦拭。擦好一侧后穿上袖子，再褪去另一侧衣袖，擦拭另一侧。擦拭手部不如手浴的效果好。手部有挛缩时，用热毛巾包裹或热水泡手可缓解手部的挛缩。 1.擦拭手臂：褪下一侧衣袖，从远心端的手腕起向肩部擦拭。画圈擦拭肘部内侧。 2.擦拭手掌：擦拭手掌时，用力点不在手指，而在手心，从手心向手指快速擦拭。 3.擦拭手指：从下方托着要擦拭的手，仔细地一根一根地擦拭手指，别忘记擦手心和指缝。 4.擦拭腋下：从上向下擦拭容易积汗的腋下、腋窝。擦腋下时将患者上臂举起

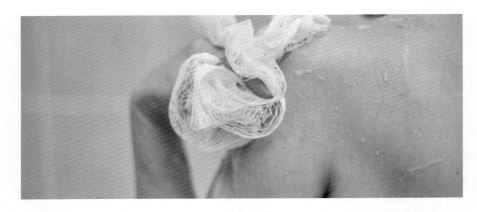

擦拭部位	方法步骤
胸部擦拭	褪下上衣，从颈项开始向胸部擦拭。画圆形擦拭乳房，注意女性乳房下部易藏污垢
腹部擦拭	擦拭时不要过度用力压迫内脏，在脐周围按顺时针方向画圈擦拭
背部擦拭	使患者侧卧，稍呈俯卧姿，从上向下擦拭。背部易感觉冷，可用稍热的毛巾擦拭
腿部及足部擦拭	上半身用毛毯覆盖，抬起患者膝盖，从脚腕到膝盖，再从膝盖到大腿根部进行擦拭。足部最好进行足浴

　　擦拭后按摩背部及臀部，可促进血液循环，预防褥疮。按摩时使用爽身粉或橄榄油可以增强效果。擦澡不仅能使患者保持清洁，还有以下效果：擦拭皮肤，去除细菌，预防皮肤感染；擦拭有按摩效果，可促进血液循环；改善血液循环，可预防褥疮；擦拭时运动手足，可预防挛缩；检查全身皮肤，便于早期发现褥疮等皮肤异常；擦拭时与患者密切交流，可改善患者情绪。

　　注意不要勉强一次擦拭全身，可依患者情况分次进行。室温保持在23~25℃，擦拭前先排便。擦拭时间应避开进食前后1小时。尽量使患者自己擦拭所能擦拭到的部位。

◯ 淋浴照护

患者不能坐进浴缸时，可用淋浴。如果有专用的淋浴轮椅，则可方便淋浴的顺利进行。淋浴前照护者要确认水温，不可太热，也不可太凉。

1 让患者在床上脱衣，仅剩上衣。

2 将患者移动到淋浴专用轮椅上，膝盖覆盖洗澡毛巾，推入浴室。

3 肩部披洗澡毛巾，从脚开始向上淋浴。外阴部也要冲洗。阴部冲洗时，从轮椅座面的凹部清洗。

4 因为不进浴缸，要用热水泡脚，充分温暖身体。

5 洗身体时，腋下、手指间、脚趾间和皱纹多的部分要仔细擦洗。

6 如果上半身不能前倾，洗头时可戴洗头帽。

7 患者可站立时，让其扶着扶手站立。为了防止滑倒，手、脚上面的肥皂要冲洗干净。照护者从患者身后冲洗。在浴室初步擦干患者身体后，推出浴室再用干毛巾仔细擦干。

◯ 浴盆洗浴

洗澡是一件很消耗体力的事，洗澡前应当确认患者状态，判断可否洗澡，不要勉强。另外，洗澡最好在白天温暖的时间段进行，万一有不利情况也好从容应对。

- 身体状况：体温37℃以下；血压正常；脸色正常；没有咳嗽、腹泻、皮肤炎症等情况。
- 避开空腹或餐后饱腹的时间段。
- 洗澡前先排便。

- 注意水温及室温：水温38~40℃为宜，患者有高血压、心脏病时则以37~38℃为宜。室温25℃左右，以裸身不感到冷为宜。还可以在洗澡前用淋浴暖身。
- 在浴缸中洗澡时水浸泡到胸部以下为宜，肩部也没入水中会增加心脏的负担，增加体力消耗。如果因此感觉冷，可以用毛巾披在肩上保暖。
- 洗澡时间以10~15分钟为宜，泡澡时间以5分钟为宜。
- 洗完后立即擦干身体，换干净衣服，补充水分，安静休息30分钟。

○ 浴后的照护

1 涂抹保湿润肤霜：老年患者的皮肤易干燥、瘙痒，常因抓挠造成皮肤损伤。因此，尤其是在秋、冬季节，洗浴后应涂润肤霜，皮肤破损处则要涂抹相关药膏，腹部、背部可在穿衣前涂抹，以画圈的方式涂抹。

2 皮肤状态的观察：洗浴前后都应当注意皮肤有无异常，观察是否有皮疹、水疱、伤痕、褥疮等，发现明显异常应当及时就医。

3 梳头：洗浴后尽快用吹风机吹干头发，并用梳子梳理整齐，使患者感到放松。

4 剪指甲与掏耳朵：洗浴后指甲软化，易于修剪。由于蒸汽作用，耳朵内的耳垢也会软化，用棉棒可轻松清除，避免损伤。

5 补充水分：沐浴会引起出汗和体内缺水，洗浴后应当补充水分，一般要喝水1~2杯。另外，由于沐浴的体力消耗大，洗浴后患者应当静坐休息，待心悸缓解或脉搏平稳后再活动。

○ 手足浴

不能沐浴时，可以进行手足浴，除了有清洁作用外，还可以从心脏远端加温，使全身温暖，促进血液循环。对于有肢体瘫痪的患者，在手足浴的同时，按摩手足有预防和改善手足挛缩的作用，因此尽可能做到一日一次手足浴。睡觉前的足浴有促进睡眠的功效。

准备40℃左右的温水、洗澡毛巾、白线手套（方便搓洗手足心、指间的污垢）、沐浴液或香皂、铺设用大塑料布和口袋、浴巾、洗脸盆或水桶等。

- 温水浸泡，约10分钟。
- 手足心、指间搓洗并按摩，必要时用沐浴液。
- 用比第一步稍热的温热水冲洗。
- 用干毛巾擦干。

※ 更换床单

卧床患者1周至少要更换1次床单，床单污秽时要随时更换。床单清洁可以使患者和照护者都感到清爽舒适。床单的更换，在患者因就餐、排泄而离床时最方便。易污的部分铺上小床单，更换会方便些。床单要求平整，患者翻身也不易有皱褶，因此床单四角应便于固定在床垫下。

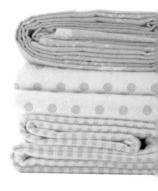

如果卧床患者在床时更换床单，照护者必须在床两侧操作，所以床一侧靠墙时，需要将患者转移离床，或者使床两侧都留有操作的空间。

- 让患者侧卧到对侧床边。

- 把旧床单塞到患者身体下方，清扫垃圾。

- 铺好半边新床单，另一半塞到患者与旧床单下方。

- 使患者向照护者方向翻身，过床中线。

- 拿开旧床单，铺平剩下的半边新床单。使患者平卧在床中央。枕头复位，拉平床单并固定床单四边角。

※ 活动性假牙护理

活动性假牙是由基托上的假牙和有弹性的金属钩组成，患者可自由取戴。老年人由于牙齿脱落或松动，可考虑佩戴，但要注意日常护理。

○ 协助患者护理活动性假牙

- 备齐杯子、牙刷、牙膏。

- 帮患者坐起，帮患者张口。

- 取下假牙，帮患者清洁口腔。

- 用牙刷蘸牙膏刷洗假牙各面，流水冲洗。

- 帮患者轻轻装上假牙。若暂时不用，则将假牙浸于冷开水中保存。

- 安置患者于舒适体位，整理用品。

注意事项

- 假牙清洁后不能浸泡于热水或乙醇中保存，以免假牙老化变形。

- 使用中的假牙应每半年或一年复检一次，以便发现问题及早处理。

- 照护者要将活动性假牙平行放入患者口中，而不是放入后咬着安放，否则不仅会损伤原有牙齿，也会损伤假牙。

✻ 修剪指（趾）甲

照护者要经常给失智症患者修剪指（趾）甲，使指（趾）甲长短适度，可防止患者指（趾）甲变形或因嵌甲而引起甲沟炎等。

- 备齐指甲剪、热水、润肤品。
- 征得患者同意，帮助患者露出手指，脱去鞋袜，露出脚趾。
- 温水浸泡患者手（脚）2~3分钟，使指（趾）甲变软，擦干指（趾）甲。
- 一手握住手指或脚趾，另一手持指甲剪逐个修剪指（趾）甲成合适弧形。
- 剪完后再用锉刀轻磨，使之平滑光亮。
- 若患者有灰指甲或厚茧，应将防水垫放在患者手或脚下。
- 用肥皂液或淡食醋温水泡2~3分钟后擦干再修剪。
- 收集剪下的指（趾）甲，包于纸内，涂抹润肤品于患者手部及足部。整理、清洁用具，洗手。

✻ 叩背排痰

照护者帮助失智症卧床患者身体侧翻或坐起，并用叩背这种物理方法来帮助患者将喉咙的痰液咳出，从而预防呼吸道并发症。叩背排痰的目的和作用：清除呼吸道内分泌物，保持气道通畅，减少呼吸阻力，使病人呼吸顺畅；防止痰液、分泌物坠积导致坠积性肺炎、肺不张；防止痰液、分泌物阻塞气道，造成窒息等危险；通过观察痰液和分泌物的颜色、性质和量等特点，判断是否需要就医。

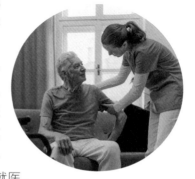

○ 叩背排痰前的准备

物品准备

吸水性好的棉纱布或卫生纸，30～50毫升一次性注射器1个，一次性吸痰管1～2根，将注射器与吸痰管连接备用。吸痰管型号越大，管径越粗，应根据病人年龄和个体情况选择，通常成年人适用14~16号，儿童适用6~8号，新生儿适用4号。

环境准备

室内温度在22~26℃为宜。夏天打开门窗，秋冬季或大风天气要关闭门窗，叩背排痰完毕再开窗通风，保持室内空气新鲜。室内不抽烟、不摆放鲜花，以免刺激上呼吸道而加重病情。

饮食准备

叩背前1～2小时不要进食。用大水杯盛热水，病人深呼吸吸入蒸汽，以湿润咽喉和呼吸道、稀释痰液。多饮水能润湿咽喉部、帮助痰液排出，并促进肺部炎症吸收。

衣着准备

病人最好穿单衣或夹衣，冬天要特别注意脱去棉衣、毛衣、外套，衣着过厚会影响排痰效果。不可在裸露的皮肤上进行拍背，以免病人疼痛。

○ 叩背体位选择

1 坐位：照护者协助病人坐起，一手扶住病人以免向前倾倒，另一手为病人叩背。为防止身体前倾，可让病人抱着抱枕或卷起的棉被。

2 侧卧位：病人两臂屈肘，一手放于枕头旁，一手放于胸前。下肢伸直，必要时可以在两膝之间、后背、胸前、腹前放置软枕以支撑身体。

3 头低脚高位：放平床头，移开枕头和颈肩部的支撑物，协助病人取俯卧位，抬高床尾，或在病人腹部用棉被或垫子抬高，使上半身处于较低的位置，使痰液或分泌物易于流出或排出。

○ 排痰或吸痰

1 叩背过程中，有痰液或分泌物从口、鼻流出，或咳嗽排出痰液，照护者要及时用纱布或卫生纸擦拭干净。

2 病人咳嗽无力，不能顺利排出痰液时，应将病人平卧，在吸痰管前端蘸少许生理盐水湿润吸痰管，在病人吸气时放入口腔或鼻腔，固定好吸痰管，吸净鼻咽部和口腔内的痰液。

3 每次吸痰不超过15秒，可将吸痰管拉出后用生理盐水冲净，反复进行至吸净痰液。

4 叩背的同时要观察病人的反应，如果病人可耐受，适当增加叩背时间。

5 痰特别多且黏稠的病人，雾化吸入后10～15分钟再进行拍背排痰，效果更好。

❋ 肢体活动

○ 肢体被动活动

肢体被动活动指肢体关节通过外力的帮助而产生的活动。肢体被动活动能维持关节活动度，防止关节活动受限、僵硬、变形，促进关节功能；还能促进肢体血液流动，改善血液循环，利于关节营养供给；同时维持肌张力，防止肌肉萎缩。

肢体被动活动包括：

背伸　足尖上抬，足背向小腿前面靠拢。正常踝关节背伸的范围是20°~30°。通俗地讲，就是脚往上勾。与背伸相对的是屈曲，是指足尖下垂。

内收　骨沿矢状轴进行的运动。骨向正中矢状面靠拢称为收，远离正中矢状面则为展。

前屈　骨沿冠状轴进行的运动。在冠状轴上往前为前屈，往后为后伸。

内旋　以关节纵轴为轴心向内旋转的体位。向外旋转为外旋。

操作流程：

1 评估失智老年人的意识状态、肢体活动能力、理解能力和配合程度等；并解释目的、方法和注意事项，以使其配合。活动顺序依次是肩、肘、腕、手指、髋、膝、踝和足趾关节，活动强度以老人不痛为度，若出现疼痛、疲劳、痉挛则停止操作。

2 帮助老人进行肩关节外展90°，内旋、外旋，前屈、后伸运动。

3 将肘关节屈曲90°，靠近身体一侧，照护者一手扶老人肘关节，另一手握住其手，做前臂旋前、旋后训练。

4 照护者一手握持老人前臂，一手握持手指，做腕关节屈、伸，尺侧偏、桡侧偏运动，屈、伸手指运动，注意拇指各方向的被动运动。

5 老人取仰卧位，屈曲健侧髋关节和膝关节，照护者一手按压健侧膝关节，使髋、膝关节屈曲，另一手同时向下按压患侧大腿，使患侧髋关节伸展。

6 取仰卧位，做膝关节屈、伸运动，照护者一手扶持老人膝部后方，另一手握持踝部上方做内旋、外旋运动。

7 照护者一手托抬腘窝，使膝关节屈曲，另一手握住足跟，并用前臂将足底压向踝背屈方向，牵拉跟腱。

8 被动活动结束，协助老人摆放舒适体位。记录运动的时间、内容、次数，关节的活动变化和老人的反应。

注意事项

- 运动前，肢体处于自然放松体位。照护者一手保护关节近端，另一手支持关节远端，动作缓慢柔和、有力度，关节活动度逐渐增大，活动到最大时做短暂维持。

- 活动时，嘱老人取仰卧位，先做健侧、后做患侧，在无痛状态下完成全关节活动范围的运动，每种运动以3～5次为宜。

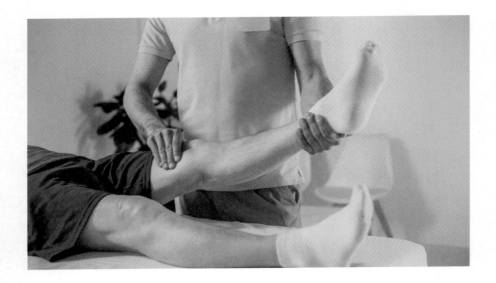

○ 肢体主动运动

肢体主动运动是由肢体关节活动通过人体自身的主动随意运动而产生。主要原则是利用躯干肌的活动以及其他手段，促使肩胛带和骨盆带的功能恢复。肢体主动运动的方式包括双手手指叉握的自我运动、主动向健侧翻身训练、主动向患侧翻身训练、桥式运动和抱膝运动。

操作流程：

----

1 评估失智老人的意识状态、身体状况、身体活动情况、理解能力和配合程度等；并解释目的、方法和注意事项，以使其配合。摆放老人肢体至舒适体位，拉起床档，避免坠床。在老人四肢主动运动训练前，消除老人的紧张情绪，使其配合转移。

----

2 嘱老人双手交叉握住，患侧拇指位于最上方，并稍外展，使双上肢充分前伸，尽可能抬起上肢，上举至头顶上方。

----

3 老人仰卧，双手交叉，患侧拇指放在健侧拇指上，屈膝，健腿插入患腿下方。交叉双手伸直举向上方，做左右侧方摆动，借助摆动的惯性或照护者在患侧肩部给予支持，使双上肢和躯干一起翻向健侧。

4 老人仰卧位，双手手指交叉，上肢伸展，健侧下肢屈曲。两上肢左右侧向摆动，当摆向患侧时，顺势将身体翻向患侧。

5 老人仰卧位，上肢放于躯体两侧，双腿屈膝，足踏床。将臀部从床上抬起，并保持骨盆呈水平位，维持一段时间后慢慢地放下。照护者可帮助老人抬臀。

6 老人仰卧，双腿屈膝，双手手指交叉握住。将头抬起，轻轻前后摆动，使下肢更加屈曲。照护者帮助固定老人患侧手，防止滑脱。

注意事项

- 记录老人的活动时间及身体状态。

- 在老人四肢主动运动训练前，对失智老年人进行全面评估，以确定转换的方式和力度大小。

- 在老人四肢主动运动训练过程中，照护者应随时询问老人的感受，注意观察老人的面色、表情，一旦出现异常应立即停止操作，恢复先前的体位。

行为失控，及时干预方能恢复健康

随着病情的进展，除了记忆障碍等认知功能损害之外，失智症患者还会出现涉及感知觉、情感及行为的各种精神行为异常，出现情感症状（焦虑、抑郁、易怒）、精神病性症状（幻觉、妄想、淡漠）、脱抑制症状（欣快、脱抑制行为）以及活动过度症状（易激惹、激越、冲动控制障碍、攻击性行为）。绝大部分失智症患者会出现精神行为异常，其严重程度往往随着病情的加重而加重，其中情感症状往往出现在轻度认知功能损伤阶段，而其他精神行为异常则提示认知功能损害较重。

失智症患者的精神行为症状中，激惹、无目的的重复行为、冲动是照护者最常面对的问题。精神行为症状一旦发生就很难控制，强行制止反而会引起患者激烈的反抗，使症状加重。针对这些精神行为症状的治疗，分为药物治疗和非药物治疗。在开始任何干预措施之前，先要排除或治疗导致精神行为异常的原因，治疗措施要个体化，以达到最佳效果。由于抗精神病药物治疗存在一定的不良反应，开始治疗时应首先考虑非药物干预方法，要注意对患者正面诱导、指导，积极做好预防工作，以缓解患者的痛苦，减轻照护者负担。

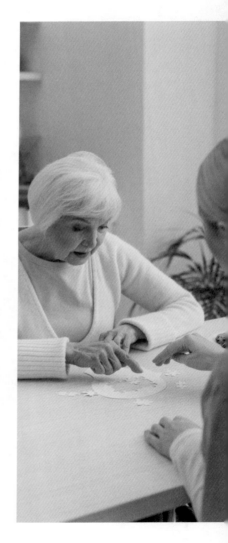

❋ 激越/攻击行为

原因分析

失智症患者和正常人一样，也会生气，甚至出现攻击行为，可能是由于病情和药物的共同作用引起，也可能是由于生活常态改变，如更换住所、更换照护者，使患者无法适应所致。患者对自身意愿表达不清、不被他人理解、难以达到自身想要达到的目的时，会感觉紧张和恐惧，导致情绪爆发，产生激越/攻击行为。

照护对策

照护者应注意查找引起患者激越/攻击行为的原因，观察产生激越行为的规律和特征，避免容易诱发情绪波动的因素。

①当患者出现坐立不安、到处走动、挑剔、哭喊、争吵等危险信号时，给予安慰，进行有效沟通；了解令其不安的因素，观察其躯体是否存在不适，若有应及时解除；使用疏导、解释或转移注意力等方式减轻激越症状，避免发生争吵，必要时暂时回避。

②创造安静、舒适、轻松的生活环境，避免噪声、光线等造成刺激。

③生活环境固定，避免环境与照护者的变化。

④妥善保存刀、剪等危险品，在不限制行动的同时，做好安全防护。

⑤当患者可能对自己或他人造成伤害时，可使用躯体约束或寻求精神专科医生帮助，必要时给予保护性约束。约束过程中，照护者应在患者身旁看护，防止约束导致更严重的异常行为。攻击行为消除后，及早解除身体约束。

⑥如果患者频繁出现攻击行为，必须到医院进行治疗。

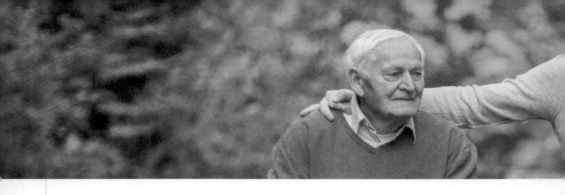

❈ 焦虑、抑郁

　　阿尔茨海默病患者常会因为对周围环境不熟悉而感到不安，出现烦躁、坐立不安、对事情过分担心的表现，部分患者还会出现情绪低落、难过、绝望、沮丧、泪流满面，甚至大声哭泣。这些都提示患者可能伴有焦虑、抑郁的情绪。

照护对策

　　①照护者要主动关心患者，耐心倾听患者诉说，但不要给患者讲道理。

　　②找出患者感兴趣的人、事、地点，有针对性地安排活动，比如收拾房间、浇花等。

　　③看到患者的努力和进步，及时给予肯定与赞扬，让患者感到自己很重要。

　　④感受到患者受挫和悲伤时，适时给予安慰，告诉患者很快会好起来的。

　　⑤保持家庭氛围融洽、温馨，让患者感到家的温暖，没有被家庭抛弃。

　　⑥给患者提供其喜欢吃的食物，进行舒缓的运动及锻炼，从而缓解焦虑、抑郁的情绪。

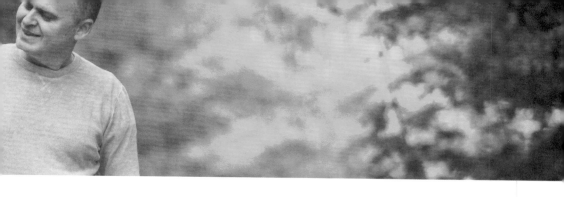

✳ 幻觉、妄想

原因分析

　　阿尔茨海默病患者出现幻觉、妄想是由于疾病造成的。有时患者描述的事情根本不存在，是臆想出来的，并对此事深信不疑，如患者会把自己的手当成第三只手或别人的手，想除去而出现受伤的情况。而妄想常来源于患者的不安全感，幻听、幻视、被窃妄想、被害妄想是常见症状。

照护对策

　　①照护者应细致地观察并记录患者发生幻觉、妄想的规律和与药物的关系，寻找原因，如因药物引起，应立即与医生沟通。

　　②温和地对待患者，不要与其争执事件的真假，转移其注意力，减少敌对和不信任感。

　　③可通过言语和行为给予支持，如给患者出示银行存折或钱财等，使其相信财产没有被盗。

　　④消除刺激幻觉产生的因素，如墙壁上的图案、影子、镜子，窗户上的反射光线，过于刺激的电视节目等。

　　⑤对有视听觉障碍的患者，为其佩戴眼镜和助听器。

　　⑥保管好刀、剪、绳等危险物品，让患者远离煤气，关闭门窗，防止意外发生。

❋ 脱抑制行为

原因分析

阿尔茨海默病患者对自身的控制能力降低，很多伦理道德理念丧失，不能通过正常的思维实现对行为的控制，表现为说一些与性有关的脏话、不恰当地触摸他人，甚至在公共场合暴露性器官。

照护对策

①对于患者出现的不假思索地冲动行事、讲粗话、语出伤人及性欲亢进等表现，不要做出强烈的反应，要理解这是由疾病导致的。

②本着不争辩、不纠正、不正面冲突的原则，防止患者出现脱抑制行为。

③在安全的前提下，可采取有意忽略的态度，还可转移患者的注意力，如积极的体育锻炼可以减少脱抑制行为的发生。

④出现严重脱抑制行为者需要积极就诊。

❋ 猜疑

原因分析

由于记忆障碍和意识错乱，阿尔茨海默病患者经常会对身边的人或事充满猜疑，怀疑自己的东西被偷走了，怀疑其他人在撒谎，甚至怀疑自己的老伴对自己不忠。尽管事实上这些事情根本没有发生，但是患者却坚信不疑。

照护对策

①照护者要理解这是疾病造成的，不要为此与患者争执，也不要对患者发脾气，更没有必要反复解释，应尽量理解患者，让他感受到照护者对他的关心，转移其注意力到其他活动上，使其慢慢淡化疑心。

②倾听患者遭遇的麻烦，适时给予安慰，必要时可以用最简单的语言进行交流，避免冗长的解释使其更迷糊。

③如果患者怀疑有人偷了他（她）的东西，可以和患者到他（她）喜欢藏东西的地方一起寻找丢失的物品，还可以将患者经常丢失的东西进行备份。

☀ 易激惹

原因分析

易激惹是一种剧烈但持续较短的情感障碍。当患者遇到轻微刺激或不愉快的情况，很容易产生一些剧烈的情感反应，极易生气、激动、愤怒，甚至大发雷霆，与人争执不已，会拒绝老朋友来访，言行失控。失智症患者易激惹或情绪不稳定的表现为：不耐烦或疯狂的举动；或对延误无法忍受；或对计划中的活动不能等待；突然暴怒，其发怒打骂的对象往往是亲属。失智症易激惹的病因与认知功能的损害有关。

照护对策

①帮助患者制定每日活动计划表，促使患者活动起来，原则是循序渐进、从易到难，逐渐增加患者作业的活动量和复杂性。

②促进患者愉快体验，让患者每天晚上将当天的活动内容的愉快体验程度作出评价，如患者根据计划表行动，参与活动的动机就会增加，而促使患者成功的自信心增加，愉快感觉也将随之增加。

③进行转换法处理，即换一种方式来解释患者自己的体验，或通过讨论而使患者发现自己能够解决原来不能解决的问题。

④采用认知重评法，由医师和患者共同进行评价，主要是找出认知沮丧及自暴自弃的关系，从而矫正这些认知障碍。

✺ 淡漠

原因分析

淡漠是失智症患者最常见的精神行为症状之一。32.1%～93.2%失智症患者存在淡漠症状，约42%轻度认知功能障碍患者、80%中度认知功能损害患者、92%重度认知功能损害患者存在淡漠症状。其临床表现为：当失智症患者语音功能、视空间技能、听力、视力受损时，引起知觉的反应迟钝及感觉阻断，丧失与他人交往的能力，患者常表现为参加活动减少，退缩、孤独，回避与人交往，对生活和周围的环境缺乏兴趣，对以往感兴趣或关心的事情失去兴趣，丧失对亲人关切或担忧的能力，如有关子女的事、家庭的变动、儿孙的造访、以往的爱好等，均显得无动于衷。失智症患者淡漠发生的原因与脑的前额叶皮质及皮质下结构改变有关，与乙酰胆碱、多巴胺、去甲肾上腺素等多种神经递质失衡有关。

照护对策

针对患者对以前感兴趣的活动失去兴趣、对别人的活动和计划漠不关心、自发活动比以前少等表现，护理人员可以采取以下措施：

①鼓励患者正视自我的身心变化，积极参加各项活动，规律生活。

②关心体贴患者，鼓励患者说出内心的感受，给予其心理安慰、精神支持。

③安排一些患者之前感兴趣的事情，鼓励患者参与。

④与患者建立良好的关系，鼓励家属多陪伴，使患者感到关怀和尊重，使之心情舒畅。

⑤开展健康教育，让患者家属及照护者进一步了解失智症的有关知识，了解患者的异常行为问题及处理方法，提供照料计划和应对技能。

⑥尊重患者人格，理解患者的行为问题，避免冲突。

❋ 睡眠障碍

原因分析

失智症患者的睡眠障碍表现为入睡困难、晨间早醒、睡眠维持能力明显下降、睡眠中频繁出现觉醒、睡眠呈片段性，即觉醒频度和持续时间的增加，慢波睡眠和快动眼相睡眠的减少。由于夜间的睡眠破坏，导致日间瞌睡或过度睡眠。患者睡眠紊乱的特征性表现为日落综合征，常见于失智症后期，即多于傍晚或深夜出现神志恍惚或意识模糊、漫游、焦急，不安、激惹与好斗，严重者出现谵妄，并可呈间歇性发作。

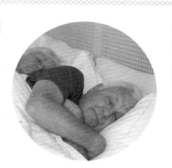

照护对策

失智症睡眠障碍患者使用非药物治疗通常优于药物治疗，即认知行为和精神教育策略，以及生理节律疗法。具体干预措施包括：

①改变饮食习惯。限制晚上喝饮料，戒除晚上饮酒和咖啡。

②改变生活方式。限制日间瞌睡的频度和时间，给患者安排适当的锻炼和体力活动，使患者夜间精力不那么充足；强化白天、黑夜的更替概念，安排患者在安静的环境下按时休息，睡前让患者先上洗手间；若患者以为夜晚是白天，不可与患者辩解或争执，可轻声安慰促进入睡；鼓励患者增加社交往来，适当参加一些户外活动，如散步、做操和跳舞等，有助于夜间的睡眠。

③良好的睡眠卫生教育。在正常的睡觉时间督促患者上床，每天准时起床；卧室尽量温暖舒适，晚上关上窗帘，在卧室开一盏不太明亮的小灯，并安慰和告知患者，照护者就住在隔壁。

④环境重建。解决环境问题可消除外在因素，保持环境夜晚黑暗和白天明亮，减少晚上噪声，最大程度减少睡眠中断，避免因测量生命体征和给药导致的非必要的夜间觉醒。

失智症患者感情脆弱，陪伴很关键

失智症患者的内心是混乱和不安的，我们不能用正常人的思维去揣测患者的想法，这样往往适得其反，引起患者的抗拒和不满。照护者要知道患者的心理缘由，相信对患者的照护和与患者相处非常有帮助。

※ 失智症患者的混乱和不安

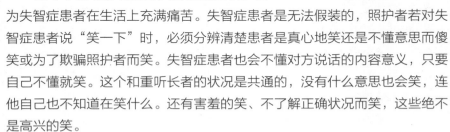

失智症患者在外观上是面无表情、看起来很沉稳、冷静不在乎的，但面对从早到晚不停改变的情境却无法认识、判断、理解，而后日复一日持续重复着的混乱，开始感到不安，觉得全世界所有人都远离自己而去，慢慢产生强烈的孤独感，进而产生胆怯、惶恐的心态。

要尽早帮助患者消除失智症的症状，因为失智症患者在生活上充满痛苦。失智症患者是无法假装的，照护者若对失智症患者说"笑一下"时，必须分辨清楚患者是真心地笑还是不懂意思而傻笑或为了欺骗照护者而笑。失智症患者也会不懂对方说话的内容意义，只要自己不懂就笑。这个和重听长者的状况是共通的，没有什么意思也会笑，连他自己也不知道在笑什么。还有害羞的笑、不了解正确状况而笑，这些绝不是高兴的笑。

失智症患者最让人担心的是不安感，因此入夜就会开始躁动。在入夜时因为水分摄取不足，导致意识不清引起认知障碍而躁动起来，有时会出现试图离开家的行为，这是由于混乱或者不安所做出的反应。恐惧与不安的心理相当接近，不过恐惧是对于像学校的老师或周边的人这样有着明确的对象，而不安按一般心理学的说法则是对不明确对象的恐惧。有很多对于不安有着各种见解的书籍，其中最浅显易懂的观点就是：不安就是因为未来变得空白。也就是说，对一个人而言，对未来的状况会变成怎样一无所知，人就会感到不安，这类害怕与害怕学校的老师或警察或其他特定对象是不同的。由于失智症患者对于今后的事情以及自己的未来一无所知，所以会恐惧，进而产生不安。

❋ 失智症与忧郁症

对于大多数的人来说，最害怕的就是未知，不知道从前的自己、现在的自己以及未来的自己。失智症的未知应该是患者最害怕的问题，特别是患者并非单次陷入混乱或不安中，还会产生第二次的循环反应。当患者的混乱或不安累积到一定的程度，就会对外做出生气、愤怒的反应，还会有迁怒于自己、自我要求的现象产生，如责问自己是否有欠缺的部分、问题是否出现在自己身上等。例如以女性居多的失智症患者，会将尿失禁弄湿的内裤悄悄藏进抽屉，并会责备自己"为何会变得如此？真是丢脸啊"。

还有一些患者会迁怒于别人，例如患者忘记自己的眼镜放在哪里，便怪罪妻子，即将自己错误的原因归咎于外在的因素而愤怒的表现。而不管是自己觉得丢脸，或是迁怒于他人，都无法改变事态，而患者也会逐渐陷入忧郁。失智症的生物化学研究团队曾经表示：从物质代谢方面来看，失智症和忧郁症是完全相同的疾病。

临床患者常常因为举止状态不正常而被带到精神科诊断为忧郁症，并在接受治疗一段时间后，医生才修正诊断：原本以为是忧郁症，事实上是失智症。另一方面，被诊断为失智症的患者中途又变成抑郁症的也大有人在。曾有忧郁症的研究者主张：失智症是忧郁症的一种，失智症和忧郁症是犹如孪生兄弟般相似的病症。失智症患者经常在日常生活中看起来十分忧郁，若忧郁症状被强调的话，就会被诊断为忧郁症；若将重点放在失智症上，通常就会被诊断为失智症。

※ 失智症患者情绪改变的症状

老人患失智症后，情绪改变很大，常常表现出忧郁、沮丧或气馁等情绪，当这些情绪出现时，他们可能会伤害自己。照护者要警觉患者伤害自己的可能性，拿走一切具有伤害性质的物品并封存起来。

○ 忧郁

记忆力有问题的人，可能也会感到悲伤、情绪低落或忧郁。当人的记忆力出现问题且感到沮丧时，谨慎地诊断和治疗极为重要。不论忧郁症的诱因是不是失智症，通过科学的治疗后，患者的记忆力可能会得到改善。

当罹患不治之症者感到沮丧时，认为他的忧郁与慢性疾病有关似乎很合理。不过并非所有的阿尔茨海默病或其他慢性疾病患者都会感到忧郁，有些人似乎没有意识到自己的问题。因自己的病况而感到沮丧的心情确实是可以理解的，但极度的绝望或持续处于忧郁状态却是不必要的。幸运的是忧郁症对药物的反应良好，因此不论是否罹患无法治疗的失智症，患者都不必太过失望。

请专业医生评估患者的忧郁状态，并判断患者的忧郁是诱发于某种情境下，还是某些药物所致，然后再针对性地给予适当的治疗极为重要。忧郁症的症状包括经常哭泣、体重减轻、抱怨疲倦、睡眠质量差、感到自己做错事应该受到惩罚，或专注于未经医学评估证实的健康问题。

忧郁症患者不可能靠自己重新振作起来。朋友告诉他要鼓起勇气，可能还会增加他的挫折与气馁的感觉。对某些人来说，试图让他们高兴起来，反而会让他们感到自己不被理解。

你可以鼓励忧郁症的患者继续待在其他人身旁。如果患者有记忆力障碍，应确认他是否依然可以顺利完成有益的活动，如果可以，在从事这些活动时，他会对自己的表现产生良好的感觉。帮助他避免从事太过复杂的工作，即使是很小的失败，都会让他感到更灰心。在家你可以请他帮忙布置餐桌，如果他的精力不足，可以只让他负责布置一个地方。如果这项工作太过复杂，你可以只请他帮忙摆放餐盘。

同时面对很多人会让患者感到烦乱，鼓励他不要完全退缩，而是一次只和一位熟人谈话。邀请一位朋友来探视他，力劝他的朋友与他目光相接并专心与他谈话。

当患者感到沮丧时，与一位有见识的咨询师、精神科医生或心理师讨论他的问题，或许会有帮助。不过只有患者还能与人进行沟通并且记住某些事情时，这个办法才可行。这个人必须了解失智症并能依此调整治疗方法。

○ 关于健康的抱怨

如果患者经常抱怨健康问题，正视这些抱怨并请医生判断患者是否有身体疾病，这是极为重要的。切记，长期抱怨身体不适的人可能真的生病了。

当患者经常把焦点放在没有生理基础的事情上时，很容易忽略的确存在的疾病。当照护者和医生确定患者并没有身体疾病，或许可以治疗问题的潜在病因——忧郁。绝不要让医生因认为患者只是忧郁症而对他的抱怨置之不理。将注意力集中在健康问题的人确实不快乐，而且需要接受适当的照护。

○ 追忆感受

失智症患者对感受的记忆，可能比引起那些感受的情境记忆来得长久。比如失智症老人生儿女的气已经好几天后，可能还有生气的感觉，但忘记了引起自己生气的儿女其实没有做什么伤害自己的事情。

此外，有些患者会不断重复诉说多疑的想法，因此可以理解他们的家人会纳闷为什

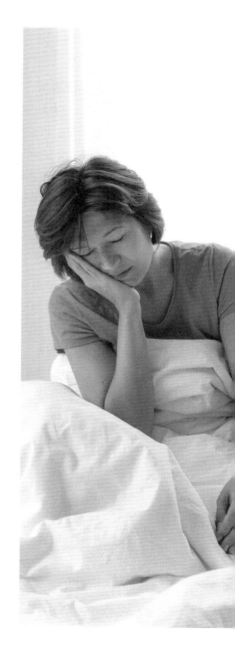

么患者不记得其他事情。我们的大脑处理并储存感受记忆的方式，可能不同于事实记忆。基于我们无法了解的原因，失智症似乎比较难消除情绪记忆。这或许是个好消息，因为人们对愉快感受的记忆通常比对这些感受的相关事实记忆来得长久。

○ 酒精或药物滥用

沮丧的人可能会利用酒精、镇静剂或其他药物，试图抹去悲伤的情绪。这会使问题更严重。对失智症患者来说，这样也会进一步降低他发挥功能的能力。当患者独居或曾经使用过药物或酒精，照护者必须特别警觉这个可能性。

家人很难处理严重酗酒又罹患失智症的患者。患者对少量酒精的敏感度高于健康人，因此即使只是一杯白酒或一瓶啤酒，都可能会显著降低他发挥功能的能力。患者的酒量可能大不如以往。患者通常没有适当进食，导致出现营养问题，会使他们的状况恶化。患者可能也会表现出脾气暴躁、顽固或敌意。

脑部缺损可能使患者无法控制自己的饮酒量或其他行为，因此由照护者协助他控制这些行为或许会有帮助，包括采取行动停止供应含酒精的饮品。照护者应平静但坚定地执行管控工作，试着不要认为患者那令人不快的行为是针对照护者个人，避免说些将这种情境归咎于任何人的话。做必须做的事，但试着找出能维持患者自尊和尊严的方法。家里不应留有含酒精的饮料，除非把它们锁起来。

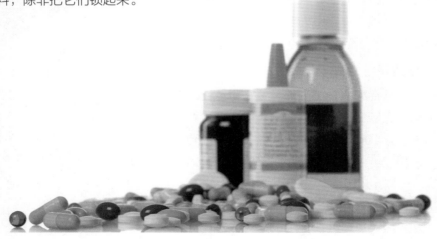

○ 情感淡漠与百无聊赖

有时脑部疾病的患者会变得情感淡漠与百无聊赖。他们就只是坐着，不想做任何事。这种患者或许比感到烦乱的患者更容易照料，不过不要因此忽略他们。

情感淡漠与百无聊赖可能是脑部特定部位生病所造成的影响。让失智症患者尽可能保持活跃非常重要，患者需要四处走动，并且尽可能使用他们的大脑与身体。

当事情变得太复杂时，患者的应对方式可能是退缩，如果照护者要求他必须参与活动，可能会引发激烈反应。尝试让患者参与能让他感觉自在、有成就感并且感到自己还有用处的活动。要求患者做些简单的工作，带他出门散步、听音乐或乘车兜风，并指出有趣的事情给他看。

身体活动似乎可以帮助患者高兴起来。一旦患者开始做某些事，他的情感就会不那么淡漠。或许今天他只能削好一个土豆，但明天他可能想要削两个土豆。或许他可以在花园松土，即使只松土几分钟，也能帮助他活动起来。如果几分钟后患者停止某件工作，不要催促他继续工作，把注意力集中在他已经完成的工作，并且赞美他的成果。

偶尔当试着让患者活动时，他会变得很烦乱或激动不安。若是如此，照护者必须权衡让他活动与使他感到烦乱孰轻孰重。

○ 自杀

当一个人感到忧郁、沮丧或气馁时，总是有伤害自己的可能性。虽然对失智症患者来说，计划自杀行动或许很困难，不过照护者必须警觉他伤害自己的可能性。

如果患者曾拿走刀、电动工具、溶剂、药物或汽车钥匙，他可能会利用这些器具自杀或让自己受重伤。总之，必须正视患者关于自杀的言语。

与失智症患者沟通的技巧

失智症患者的短期记忆几乎丧失而长期记忆仍存，他们往往不记得几分钟前发生了什么，却记得20年前的事情。随着时间的推移，失智症患者对人脸的记忆经常混淆。对于照护者来说，与失智症中后期患者沟通是一件困难和令人沮丧的事情。对于这个群体的老年人来说，仅有语言沟通是不够的，要让失智症老人感受到家人及外界对他的支持，从而减少无助或挫败感。

❋ 失智症患者常见的沟通障碍

失智症患者在病程的不同阶段会表现出多种多样的沟通障碍，比如：

- 找不到合适的词语来表达自己的意思。
- 谈话速度缓慢，有的时候会出现交流的中断。
- 谈话的时候跟不上别人的思路。
- 话说了一半，却想不出接下来该说什么。
- 难以理解别人说话的意思，也难以清楚地表达自己的想法。
- 在进行长时间的谈话时难以专注。
- 容易转移注意力，也很容易受到周边噪声的影响。
- 有时候说话会不假思索地脱口而出。
- 重复提问，或者反复讲述同一件事情。
- 叙述的事情不一定真实，有时甚至是没有发生过的。

- 第二语言能力可能先行丧失，一些老人的第二语言是普通话，但随着失智症病程的发展，无法用普通话与人交流，但仍然听得懂母语，并能简单应答。

- 因为沟通受阻而逐渐沉默，不爱说话。

- 因为沟通受阻而发脾气，埋怨是别人造成了此类问题。

- 晚期失智症患者说话会变得含混不清，令人难以理解。最后完全丧失语言表达能力，交流只能依靠几个简单的词语和手势。

❋ 照护者要懂得变通

作为照护者，我们要理解失智症患者，学会用心去沟通。下面介绍一些实用技巧供大家学习参考。

态度

保持微笑，让自己保持可以面对面的交流，让彼此处于一个物理平面上，以便进行眼神交流。经常进行自我介绍，并且每次问候时都叫患者的名字。要友好、细心、周到，讲话语速要慢，讲话的时候可以使用手势，用简单的开放式的问题，并给患者充分的时间去反应。

理解

了解患者，理解患者。利用你对患者的了解去理解他在说什么，通过重复患者所说的来肯定他，通过倾听来理解患者的意思。

共情

把自己放在患者的位置上，去领悟患者可能的想法和感受，学会倾听。用直觉去思考患者在说什么或感觉怎样，把那些只言片语联系起来理解。

赞同

让对方知道你明白了信息背后所传达的思想和情感，不要表达反对意见或争辩。对于视听困难的患者，在沟通时可以提议患者戴助听器，并复述，以保证患者明白你的意思；让自己处在一个可以进行眼神交流的位置，这样才能让患者看到你。

耐心

失智症患者经常重复自己的话，尤其是他们想表达自己观点的时候。重复是很有用的方法，能让他们表达出自己知道的东西，还能学习新事物。重复是患者能掌握的进行沟通的唯一方法，也是照护人员去建立联结的一个机会，亦是通过表面现象去发现患者更深层思想的机会。

❋ 早期失智症患者的沟通

随着时间的流逝，失智症患者的语言功能和以前会有所不同，他们需要更多的时间找到合适的词来表达自己的意思，或者干脆说错。其实他们知道自己想说什么，但就是不会表达。当语言表达发生问题时，他和其他人的交谈也就出现困难了。这会让患者感觉十分懊恼和尴尬，并有一种受挫感，开始退缩，甚至有时候会因为找不到词而发脾气。与早期失智症患者沟通时，要注意以下几点：

1 给患者说话的时间，尽量不要打断他们的话语，只要耐心聆听就可以，并保持良好的眼神交流，让他看到我们很关心他，也很在意他想表达的意思。

2 不要催促患者，给患者充足的时间思考并描述任何他想要的事物，尽量给患者做出回应的时间，这样才可以知道他们是否真正想做这件事。

3 与患者交谈时，要想出一些交流的方法，不要问一些可能惊吓到他们或者让患者感觉不舒服的问题，避免批评、纠正或争论。

4 沟通时尽量避免背景噪声，不要有其他干扰，如把电视机关掉等，使患者把注意力集中在谈话和倾听上。

5 使用简单的词或者句子，和患者说话的时候要语速缓慢、声音清晰；一次只问一个问题，然后耐心地等待患者回答。回答患者提问时要简单明了，避免使用冗长的推理或说服。

※ 中期失智症患者的沟通

　　在失智症的中期阶段，患者的记忆力丧失会更严重，对时间和所居住的地点已失去了认识，周围的世界对他而言会变得越发模糊。这个时期，患者只能理解很简单的语言，一般不再能够完成3个步骤以上的指令。这就要求我们对交流模式进行调整，用更简单明了的句子和患者讲话，而且每次只能让患者做一件事，将任务一一

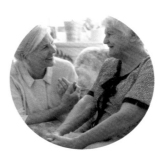

分解，引导患者一步一步地去做事情。把任务分解成小的步骤，能帮助患者为自己多做事，这可以让患者感到自己还是一个有用的人，而不是负担。

　　在失智症的中期阶段，患者讲话的方式与过去有所不同，会在寻找字眼方面遇到更大的困难。他们的话既简短又零乱，有时甚至语无伦次，令人难以理解。在沟通中要注意：

1　　每天抽时间和患者讲话，不要让他们感觉孤独而自闭；讲话时从患者的前方接近和面对患者，让患者能够清楚地看到照护者的脸。

2　　以尊重的态度对待患者；患者讲话的时候，照护者需要停下手里的事情，仔细听他们说，保持耐心和镇静；和患者交流时声音需要大一点，但不能嚷嚷，否则患者会觉得害怕；也不要把患者当孩子一样地交流。

3　　使用身体语言，可以握住患者的手，也可以温柔地触摸，还可以不时轻轻地拥抱，让他们感受到关怀；避免交叉双臂抱在胸前，这可能会让患者感受到紧张和生气，甚至恐惧。

4　　当和其他人谈论患者时，要顾及患者的感受，不要对他们视而不见，就算他们无法表达，也会感受到被议论或者被忽视。

家庭照护者的压力调适

在照护失智症患者的过程中，无论是家庭的无偿照护者，还是机构的有偿照护者，相比那些无需照料患者的家属来说，失智症照护者更容易产生抑郁和健康问题。面对长期的照顾负荷，照护者自己也常常会陷入生理、心理的疾病状态，或是被社会孤立、隔绝，最终成为另一个患者或被照顾者。因此，对于与被照顾者绑在同一条船上的照护者来说，他们同样需要获得关注和支持，而来自家人、朋友以及类似"日托中心"的暂时性的支持，可以帮助照护者缓释压力，留出时间来维持自身健康和进行正常的社交。作为照护者，首先要学会照顾自己，这是一名照护者需要掌握的第一要素。很多家庭照护者，尤其是配偶，容易把自己的健康放在第二位。当你失去了健康，无法照顾患病的亲人，失智者的健康和快乐就无法得到保障。因此，照护者需要保持健康的身体，缓解照护带来的压力，做一个健康的照护者。

❋ 坦然接受

失智症患者很多时候会变化无常，很多行为是无法控制的，照护者需要学着面对现实，坦然接受发生的变化。早期失智症患者仍保有相当多的认知能力以及自尊心，如何让患者继续发挥现有仍存的能力是非常重要的。随着疾病的进展，不断需要有新的照护技巧、照护知识和别人的故事分享，以帮助照护者更好地了解疾病，学习实用的技巧，减少在疾病面前的束手无策感。医疗机构的治疗团队、失智症团队应提供定期的简短课程，内容至少包含医学、治疗、居家与社会资源的利用等，帮助家属在医师诊断后有效地了解病情与照护。

❋ 利用资源，懂得寻求帮助

要寻求、依靠相关组织和他人的帮助，只有获得家人、朋友和社区的支持，才能得以放松和喘息。做一个健康的照护者很重要的方法是了解一切资源并加以利用，如我国逐步兴起的社区老年活动中心、居家服务、家政服务、送餐服务、老年公寓、养老院、敬老院、老年护理院、老年病医院……这些资源都可以在疾病的不同阶段加以利用，从中得到帮助。

对于失智症照护者来说，即使是很努力地照顾失智症患者，但是患者由疾病造成的幻觉或妄想等精神症状，如怀疑照顾者虐待他、要侵占他的财务等而跟家人、邻居投诉，这些不仅仅会让照护者心里觉得委屈，甚至会演变成家庭纠纷，反目成仇。所以不论家人是否与失智症患者同住，最好能尽量集合多位家人，召开家庭会议，将患者的疾病情况与家人的担心坦诚地交换意见，并讨论如何将照顾责任进行分摊，达成共识。做好法律和经济的处理计划，如果可能的话，当患者刚被诊断出失智症的时候，就要邀请患者和其他家庭成员一起，对家庭重大的法律和财务问题做出决策。

❋ 调节压力，保持健康

失智症患者通过悉心照护可以保持晚年的生活品质和尊严，但同时也会看到不可逆转的衰退和生命的流逝，这会让人觉得悲伤。照护者要保持良好的心态，坦然过好每一天，保持自己的兴趣爱好，鼓励自己，多看看积极的一面，已经尽了自己最大的努力，不要感到内疚。注重自己的健康，每天检查自己的身体，有不适时及时去看医生，保持健康饮食，要有足够的休息。坚持身体锻炼，也可以在有人照看患者的时候，找时间出门买东西、散步、做操或和老朋友聚会等。

虽然照顾失智症患者痛苦难免，但也有许多办法可以减轻痛苦。针对刚开始从事照顾工作的人，个别心理治疗比支持团体更能有效减轻痛苦。如果非药物治疗，如支持团体、照顾者课程、运动、喘息时间及短期休假仍无法纾解照顾者的痛苦，可以结合医师的建议给予抗抑郁药物治疗。

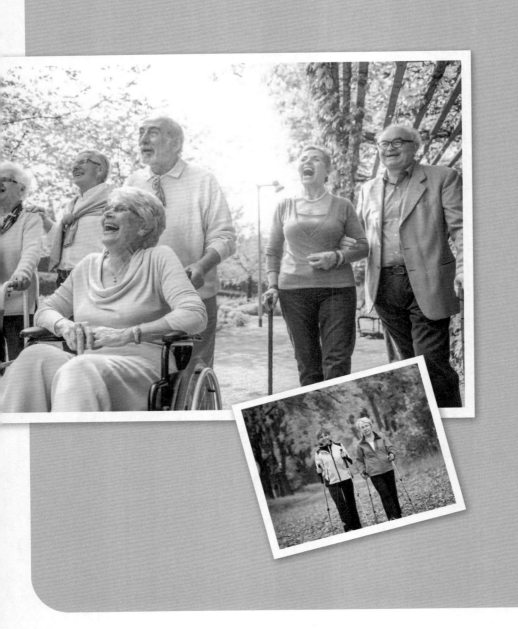

第六章

如何预防失智症

　　平时保持乐观情绪，克服孤独、压抑、焦虑的负性心态，是预防失智症的关键措施。坚持学习，勤于动脑，加强记忆训练和分析综合能力，是防止失智症的有效方法。积极参与社会活动和文娱体育活动，增加生活兴趣和爱好，戒除不良的生活习惯，如大量吸烟和过量饮酒等，注意调理饮食，防止动脉粥样硬化和心脑血管疾病的发生，对防治失智症有积极作用。积极治疗心脑血管疾病和糖尿病，防止脑梗死、腔隙性脑梗死、脑血栓等形成而发展为血管性痴呆。对已出现失智症早期症状者，给予脑功能促进剂，以延缓病情进展，促进患者康复。

养成良好的生活习惯

✽ 起居有常

《黄帝内经》养生总则讲道："起居有常。"起居有常主要是指起卧作息和日常生活的各个方面要有一定的规律，并合乎自然界和人体的生理常度，这是强身健体、延年益寿的重要原则。所谓"天人合一"，人的作息活动应该与四时的变化相适应。

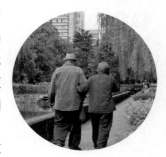

春三月，"夜卧早起，广步于庭"，人们应该晚睡早起，使精神轻松愉快。

夏三月，"夜卧早起，无厌于日"，夏季应晚睡早起，心中没有郁怒。

秋三月，"早卧早起，与鸡俱兴"，以保持神志的安宁。

冬三月，"早卧晚起，以待阳光"，早睡是为了养护阳气，晚起是多养阴气，使人体阴平阳秘。

起居有常包括起有常和居有常。起属于时间医学，居属于空间医学，起居有常是时空医学的完美呈现。

醒寐有常

醒起有常，入睡有常。良好睡眠是最好的养生方法，也是人们身心健康的重要标志。睡眠可促进人体内分泌平衡，提高免疫力，稳定血压。要想有良好的睡眠，最重要的是定点起床养阳气，就是按时苏醒起床，顺应天时升发舒展阳气。人体有一个与大自然合拍的生物节律钟，每天几点睡觉、几点起床都是相对自然固定的，不要人为熬夜，争取睡子午觉。

三餐有常　三餐有节，要与起居劳作相适应，"早吃好，午吃饱，晚吃少"。饮食要营养均衡，六大类营养物质、五色五味，搭配丰富，随季节变化多样。但有一些食物是一年四季需要经常吃不能变的，那就是小米、小麦、大米等主食，因为"五谷为养"，这些食物营养丰富均衡，是人体真气的重要来源，且不伤脾胃肝肾。

排便有常　保持二便通畅，及时排解大小便就是排解体内毒素，也是气机升降出入的重要机制和关口。大便每3天1次到每日1~3次均属正常频率，以排便通畅（每次5分钟左右），大便不干不黏，排便量要足，排毒顺畅；小便不能过少，也不宜过勤，不能憋尿。

洗漱有常　保持干净卫生，对人的皮肤健康及预防传染病非常重要。适当的温水浴或冷水浴对皮肤和内脏都非常有益。保持牙齿健康、口腔健康，需要早晚刷牙，餐后漱口。适当的足浴足疗也是养生保健常用之法，但过度过勤洗浴同样会对人体皮肤造成伤害，过热过久洗浴还会导致胸闷心慌等。

劳作有常　人总是要为实现或提升自己的人生价值而不断努力，无论什么时候都要安排好自己的学习和工作。不管体力或脑力劳动，都要劳逸结合，井然有序。

消遣有常　人们为了丰富自己的生活，使身心得到愉悦，有一定的消遣娱乐是非常有益的，比如唱歌跳舞、琴棋书画、体育锻炼，都可以安排在日常生活之中。

住所有常

居处要安全、安静整洁、温馨舒适、空气新鲜、湿润通透、采光良好、方便劳作，安居方能使人安心安神、安身立命。

☀ 饮食均衡

1 饮食要清淡，品种多样化。保证蛋白质的供应，多食富含维生素、纤维素的食品，忌营养摄入不足或维生素缺乏。研究发现，牛奶、鸡蛋、鱼、肉、动物肝脏等优质蛋白食品对大脑功能有强化作用，蔬菜、水果及豆制品可补充B族维生素、维生素C、维生素E，可防止营养不足引起的智能障碍。

2 避免摄取过多的盐分及动物性脂肪。蛋白质、膳食纤维、维生素、矿物质等都要均衡摄取。增加卵磷脂的摄入，可预防阿尔茨海默病。

3 饮食节制，不能过饥或过饱。一些研究人员把失智症患者与健康老年人的饮食习惯进行比较后发现，患此病的老年人在壮年时期就食欲旺盛，晚饭吃得过饱。

☀ 选择健脑养脑的食物

首先是食物的选择，针对老年人特别容易出现的大脑功能衰退现象，中医营养学家建议熬制一些营养粥给老人食用。可选取滋补肝肾、填髓健脑的中药和食物，如枸杞子、鹿角胶、龟甲胶、莲子、山药、黄芪、茯苓、胡麻仁、核桃、紫菜、海带、大枣、百合、桑葚、赤小豆、何首乌等药食兼可之品，不仅口感好，还宜长期服用。

❋ 根据四时调理饮食

　　从中医理论出发，根据一年的四个季节——春、夏、秋、冬四时气候的变化来调整饮食，对防治失智症有积极作用。《灵枢·邪客》云："人与天地相应。"这说明人体的生理活动与自然界的变化规律是相适应的。从养生角度而言，人体虽然有自我调节能力，但人们还是要掌握和了解自然变化规律，主动采取养生措施以适应其变化，这样才能使各种生理活动与自然界的节律相应而协调有序，增强正气，保持健康，避免邪气入侵，从而预防疾病。《素问·四气调神大论》说："春夏养阳，秋冬养阴，以从其根。"这里的"从其根"即为遵循四时的变化规律。进一步说，四季与人的生命活动是对立、统一的双方，人体必须适应四时气候的变化，才能维持正常生命活动，否则人体节律就会受到干扰，抗病能力和适应能力就会降低，即使不因感受外邪而致病，也会导致内脏的生理功能失调而产生病变。所以说，就算是健康人也应该根据四时调理饮食，更何况是痴呆患者。

◯ 春季应如何调理饮食

　　①根据《黄帝内经》"春夏养阳"的原则，春季应多吃温补阳气的食物。另一方面，由于肾阳为人体阳气之根，故在饮食上养阳还应包括温养肾阳之意。葱、蒜、韭等都是养阳的佳品。

　　②宜多食甜、少食酸。唐代名医孙思邈说："春日宜省酸增甘，以养脾气。"意思是当春天来临之时，人们要少吃点酸味的食品，多吃些甜

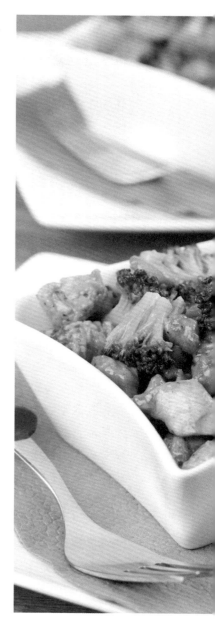

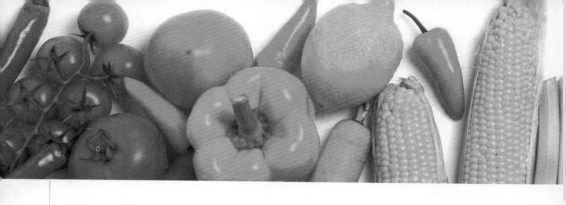

味的饮食，这样做的好处是能补益人体的脾胃之气。中医学认为，五味入五脏，如酸味入肝、甘味入脾、咸味入肾等。故多吃酸味食品会加强肝的功能，使本来就偏亢的肝气更旺，这样就会伤害脾胃之气，所以在春天，人们要少吃些酸味的食物，以防肝气过于旺盛；而甜味的食品入脾，能补益脾气，故可多吃一点，如大枣、山药、锅巴等。

③多食蔬菜。人们经过冬季之后，大多数会出现多种维生素、无机盐及微量元素摄取不足的情况，如春季常见有人发生口腔炎、口角炎、舌炎、夜盲症和某些皮肤病等，这些都是因为新鲜蔬菜吃得少而造成的营养失调所致。因此随着春季的到来，各种新鲜蔬菜大量上市，人们一定要多吃点新鲜蔬菜，如菠菜、芥菜、莴笋、芹菜、油菜、香椿等。

这里要说明一点，有的人在蔬菜少的时节常常用多吃水果的方法来代替蔬菜，这种做法不可取。因为尽管水果和蔬菜确有不少相似之处（如都含有较丰富的维生素、纤维素和有机盐等），但两者之间毕竟存在区别，故水果不能代替蔬菜。水果和蔬菜虽然都含有糖类，但水果所含的多是葡萄糖、蔗糖和果糖等一类化学上称为单糖和双糖的糖类，而蔬菜所含的糖类则多是淀粉一类的多糖。当摄入前者，胃和小肠可以不加消化或稍加消化，便很快进入血液中，如果食用过多，则会使血液中的血糖急剧上升，进而刺激胰腺分泌大量的胰岛素，使人的精神不稳定，出现头昏脑涨、疲劳乏力等症状，而且葡萄糖、果糖大量进入肝脏后，很容易转化为脂肪，使人发胖；而后者多是淀粉，需要各种消化酶帮助消化溶解之后才能被逐渐吸收，因而可使体内血糖保持稳定，更有利于身体健康。

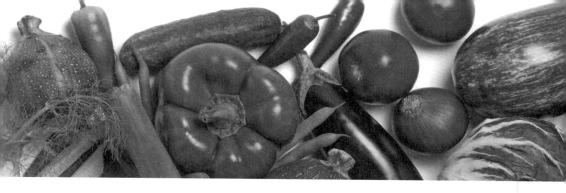

○ 夏季应如何调理饮食

①重视夏天饮食调养是很重要的。一方面由于人在炎热的环境中工作时，体温调节、水盐代谢以及循环、消化、神经、内分泌和泌尿系统都发生了显著的变化，这些变化最终导致人体代谢增强，营养素消耗增加；另一方面因天热大量出汗，常导致许多营养素从汗液流失。加上夏天人们的食欲减低和消化吸收不良，又限制了营养素的正常摄取。所有这些情况，都可能导致机体营养素代谢紊乱，甚至引起相应的营养缺乏症或其他疾病，故夏天的饮食调养是十分必要的。

②注意补充营养素。一要补充足够的蛋白质，二要补充维生素，三要补充水和无机盐。多吃能清热利湿的食物，如西瓜、苦瓜、桃子、草莓、西红柿、绿豆、黄瓜等，并巧用大蒜、姜、醋等调味品以增强食欲；健脾利湿的食物应在长夏时吃，如冬瓜、南瓜、姜、莲藕、莲子、薏米、山药等。

③宜省苦增辛。夏季饮食调养，除了要着眼于清热消暑外，还要注意不要损伤了脾肺之气。《千金要方》说："夏七十二日，省苦增辛，以养肺气。"《养生论》也说："夏气热，宜食菽以寒之，不可热也。"意思是，夏天尽管天气热，但不可进食太多苦味的食物，要多吃点辛味食物，这样可避免心气偏亢（中医学认为苦味入心），有助于补益肺气（心属火，肺属金，火克金，心火不盛，则肺气平和）。此外，夏天一定要少吃热性的食物，如羊肉等。

④ 饮食忌贪生冷。夏季由于人体阳气在外，阴气内伏，胃液分泌相对减少，消化功能低下，故切忌因贪凉而暴食冷饮。

⑤讲究喝水的学问。一是饮水莫待口渴，不少人的生活习惯是以

口渴与否来决定是否喝水，实际上这是不科学的。因为口渴表明人体水分已失去平衡，细胞开始脱水，故古人主张"不欲极渴而饮，饮不过多"，就是防止渴不择饮的科学方法。一旦出现大渴难耐的情况，应缓慢、少量、多次饮用，避免使身体受到伤害。二是睡前不宜多饮水，因为当处于睡眠状态时，人体只是维持基础代谢，各种代谢活动都进行得非常缓慢，不需要过多的水分；而且睡前饮水过多，会导致夜尿过多而不利于夜间休息。三是用餐时不宜喝水，因为进餐时饮水会冲淡消化液，不利于食物的消化吸收，长期如此将对身体造成不利的影响。四是晨起喝水有助健康，因为早晨饮水可补充整夜所消耗的水分，降低血液浓度，促进血液循环，维持体液的正常水平。

⑥注意饮食卫生。具体措施有几点：一是要注意生吃瓜果时的消毒；二是要注意鲜肉、海鲜、蔬菜、鲜蛋、水果等食品的保鲜；三是不要忽略家庭案板的消毒；四是要适当多吃些大蒜。

○ 秋季应如何调理饮食

①多吃能滋阴润燥的食物。秋季由于气候干燥，故在饮食调养方面，首先要遵循《黄帝内经》提出的"秋冬养阴"原则，也就是说，要多吃些滋阴润燥的饮食，以防秋燥伤阴。

②要少辛增酸。秋天应该少吃一些如葱、姜、蒜、韭、椒、肉桂、蔻仁等辛味之品，多吃一些酸味的水果，如苹果、石榴、葡萄、芒果、柚子、柠檬、山楂等。

③提倡早晨喝粥。初秋时节，不少地方仍然是湿热交蒸，以致脾胃内虚，抵抗力下降，这时若能吃些温食，特别是喝些热药粥，对身体很有好处。在秋季，目前较为推崇的粥有甘蔗粥、玉竹粥、沙参粥、生地粥、黄精粥等。

○ 冬季如何调理饮食

①冬季饮食养生，要注意顺应自然、适寒热以维持身心健康。冬季膳食的营养特点应该是：增加热量，保证充足的、与其暴寒和劳动强度相适应的热能；摄入足够的动物性食品和大豆，以保证优质蛋白质的供应；适当增加油脂，其中植物油最好达到一半以上，保证蔬菜、水果和奶类供给充足；无

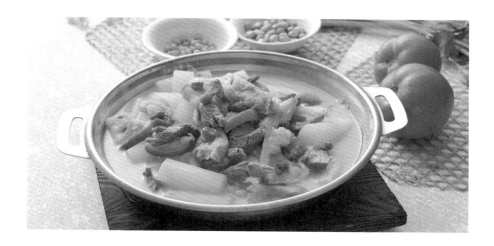

机盐类供应量可保持常温下的需要量。若能达到上述要求，人们则可抵抗冬季的寒冷，基本保证身体的健康。一般来说，冬季宜多食的食物有羊肉、鹅肉、鸭肉、核桃、栗子、白薯、萝卜等。冬季吃火锅好，现在越来越多的人喜欢在冬天吃火锅，这样对身体是很有益的，因为能温补人体阳气。

②冬季应少食咸，多食苦。冬季为肾经旺盛之时，而肾主咸，心主苦，从祖国医学五行理论来说，咸胜苦，肾水克心火，若多吃咸味，就会使本来就偏亢的肾水更亢，从而使心阳的力量减弱，故此时应多食些苦味的食物，以助心阳，这样方能抗御过亢的肾水。

③为了避免维生素缺乏，还应多吃些新鲜的蔬菜，如菠菜、油菜及绿豆芽等。此外，冬季饮食切忌黏腻、生冷食物，因为此类食物属阴，易使脾胃之阳受损。

※ 睡好才能身体好

人的一生有三分之一是在睡眠中度过的，睡眠是对人体的一种保护。很多中老年人的现况是睡眠质量越来越差，且每天的睡眠时间不足五个小时，甚至更少。都说"人老了睡眠时间少点没事儿"，但一般中老年人都会出现入睡难、早醒、多梦易醒等状况，睡眠质量很差，长期如此对身体健康危害极大，甚至诱发各类疾病，危害生命。

◎ 最佳睡觉时间

很多老人睡觉都比较晚，有很多和年轻人一起等到十一二点，甚至一两点才睡觉，其实这样严重影响了老人的作息规律，扰乱了老人生活，有损老人身体健康。俗话说"早睡早起身体好"，是有一定科学道理的。人在睡眠的时候，意识相对不清楚，肌肉的随意运动停止，从而帮助大家恢复体能、巩固记忆力，其重要性仅次于呼吸和心跳，是维持健康不可缺少的。有了良好的睡眠，可以使第二天保持清醒和活力。

睡眠的产生，主要靠大脑分泌的激素——褪黑素来诱导，它的分泌非常有规律，白天其在血中的浓度极低，到了黑夜则显著升高，凌晨2~3点时达到最高峰。随着褪黑素分泌量的逐渐减低，睡眠逐渐变浅，直到早晨自然醒来。

正常睡眠是由深睡眠和浅睡眠构成，两者交替出现。只有深睡眠才是有效睡眠，对消除疲劳、恢复体力起到重要作用，但它在每昼夜的总睡眠时间里仅占15%左右。人在夜间0~4点之间容易获得深睡眠，正常成年人一般在入睡60分钟后才会进入第一次深睡眠。因此我们建议，没有睡眠障碍的成年人在晚上10点半前开始进行睡前准备工作，如洗漱、放松、上床，保证11点前入睡，1小时后顺利进入深睡眠，以保证良好的睡眠质量。

◎ 起床不宜过急

老人起床一定要做到三个"慢"：

- 第一慢：醒来时先躺着，不要急着起身，休息一会儿，可以伸伸懒腰，使血液慢慢流动。
- 第二慢：坐起来时，不要立即挪到床边，可以靠在床头休息一会儿，这样能够降低心脏和血管的负担。
- 第三慢：下床时，不要立即站起来，可以先在床边坐一会儿，这样可以改善脑供血状况，以防引起脑供血不足。

◎ 注意睡姿及朝向

睡眠的姿势不外乎仰卧位、右侧卧位、左侧卧位和俯卧位4种体位。

仰卧位时，肢体与床铺的接触面积最大，因而不容易疲劳，且有利于肢体和大脑的血液循环。但有些老年人，特别是比较肥胖的老年人，在仰卧位时易出现打鼾，而重度打鼾（是指出现大声的鼾声和鼻息声）不仅会影响别人休息，而且可影响肺内气体的交换而出现低氧血症。

右侧卧位时，由于胃的出口在下方，故有助于胃内容物的排出，但可使右侧肢体受到压迫，影响血液回流而出现酸痛麻木等不适。

左侧卧位不仅会使睡眠时左侧肢体受到压迫，胃排空减慢，而且使心脏在胸腔内所受的压力最大，不利于心脏的输血；而俯卧位可影响呼吸，并影响脸部皮肤血液循环，使面部皮肤容易老化。

因此，老年人不宜睡左侧卧位和俯卧位，最好睡仰卧位或右侧卧位。而易打鼾的老年人，有胃炎、消化不良和胃下垂的老年人最好选择右侧卧位。

◎ 睡多久合适

30～60岁：每天睡7小时左右。

成年男子需要6小时睡眠时间，妇女需要7.5小时左右，并应保证晚上10点到早晨5点的"优质睡眠时间"。因为人在此时易达到深睡眠状态，有助于缓解疲劳。

芬兰一项针对2.1万名成年人进行的22年跟踪研究发现：睡眠不到7小时的男性，比睡7～8小时的男性的死亡可能性高出26%，女性高出21%；睡眠超过8小时的男性，比睡7～8小时的男性的死亡可能性高出24%，女性高出17%。

60岁以上：每天睡5.5～7.0小时。

老人应在每晚12点前睡觉，晚上睡觉的时间有7小时，甚至5.5小时就够了。阿尔茨海默病协会公布的数据显示，每晚睡眠限制在7小时以内的老人，大脑衰老可推迟2年。而长期睡眠超过7小时或睡眠不足都会导致注意力变差，甚至出现阿尔茨海默病，增加

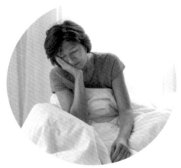

早亡风险。

○ 午睡马虎不得

很多中老年人都喜欢午睡，调查发现，午睡在30分钟以内没有影响，但如果超过60分钟，时间越长，骨质疏松的概率就越大。那么老年人如何睡出一个健康、有质量的午觉呢？

根据人体生物钟研究发现，中午12点至下午1点之间，大部分人的体能都会出现明显衰退，最适合午睡。不要太晚午睡，下午3点后午睡就会影响到晚上的睡眠质量。因此，午餐后是午睡最佳时间。

30分钟的午睡是恢复认知功能的最佳时间长度。研究显示，一杯双份浓缩咖啡的效果还不及20分钟的小憩。中午睡上半小时至1小时，即可使大脑和身体各系统都得到放松和休息，可提高机体的免疫功能。因此，午睡时间最好控制在半小时至1小时，否则醒来会感到很不舒服。午睡时间太长还会搅乱人体的生物时钟，影响晚上睡觉的规律，特别是有失眠问题的中老年人，午睡一定不能够太久。

对于中老年人来说，午睡最好选择平躺。如果趴着睡，会减少头部供血，醒后易出现头昏、乏力、手臂发麻等症状。若用手当枕头，会使眼球受压，久而久之容易诱发眼病；趴在桌上会压迫胸部，影响血液循环和神经传导，使双臂与双手发麻、刺痛。

午睡时最好在腹部盖上一条毛巾被或被子，以防凉气乘虚而入，易发生感冒、腹泻、头痛、头晕等不适。不要在通风口午睡，因为人在睡眠时体温调节中枢功能减退，抵抗力明显下降，一旦受凉，轻者醒后身体不适，重者易生病。

运动可降低失智症的发生率

运动可预防失智症的理论是由美国学者阿波特研究团队最先提出的。他们以人口约2万人的地区作为研究对象，进行为期20年的追踪调查。研究中分别将失智症患者与一般无失智症的患者进行统计比较，在日常生活中一日步行约3千米、每周运动2～3次的人，与几乎不步行的人相比较，20年后罹患失智症的概率相差42%。简单来说，经常步行锻炼的人和几乎不步行锻炼的人相比，罹患失智症的概率低了42%。

2011年初，哈佛大学的失智症研究团队在国际失智症相关研究论文中做出整合性的结论，其中的研究论文都支持运动为有效预防失智症的方法，无运动习惯的人容易罹患失智症。他们也同时提出运动对失智症的治疗照护具有疗效的结论。

为了了解何谓失智症，我们可由基础科学的认知心理学切入。当讨论认知时，认知心理学曾描述：人类并非认知了情境之后才行动，而是为了认知情境，身体才不得不行动。也就是说，运动或让身体活动等都是认知情境所不可欠缺的要素。

如果失去运动能力，会因此丧失对情境的认知功能。虽然我们普遍认为失智症越严重，身体活动会越贫乏，但事实正相反，是因缺乏身体活动而导致陷入失智症中。若此理论正确，就会符合认知心理学中我们是为了认知情境而活动身体的论述，所以当用来认知情境的身体活动力变差时，自然就会影响人类对情境的认知及掌握。

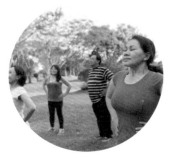

也就是说，并不是因为失智症变严重而让身体行动退化，而是因为身体行动退化使得失智症加速恶化。因此在失智症的照护方面，努力加强运动是非常有帮助的。

拥有爱好可降低失智症的发生率

研究表明，拥有爱好者和无爱好者相比，前者失智症的发生率明显低于后者。若进一步探讨，拥有爱好的种类中，个人单独的爱好又不如参加团体活动的好。比起好友之间邀约吟唱诗句或学习绘画、书法，共同运动是更好的选择，例如与好友一起打打球，或者聚在一起爬山，会更具成效。

○ 养宠物

养宠物可以最大限度地阻止和预防老年痴呆和老年抑郁症的发生，使老人的日常生活更加丰富多彩。研究发现，人处于高度压抑的环境时，有宠物相伴将减轻紧张程度。通过饲养宠物，许多心理疾病的患者与宠物建立起了一种特殊的关系，他们彼此之间逐渐建立起友谊和信任。在某种程度上，宠物可减轻患者固有的恐惧感，使其从压抑的情绪中解脱出来。

○ 唱歌

人们在歌唱的时候，神经都处于放松状态，心中一切的不愉快、压力都会暂时抛到脑后。对于老人而言，放声歌唱更是一种保健、养生的好方式。老年痴呆患者最明显的特征就是记忆力差，有时甚至不记得自己的亲人，但是他们对自己最喜爱的歌的歌词却不会忘记。这也说明，唱歌能在帮助痴呆患者恢复部分记忆方面起到积极作用。

○ 读书

大脑若经常不用就会萎缩，直接影响到全身各器官的衰退。老年人的大脑用得越多，身体会越好；反之，随着大脑的迟钝，身体也会越来越差。许多老学者、老科学家、老艺术家耳聪目明、生命之树常青的一个重要原因，就是活到老、学到老、用到老，从不停止用脑。

○ 写毛笔字

老年人写毛笔字在益脑方面最主要的贡献是刺激脑细胞的健康代谢，锻炼思维和想象力。老年人在运用大脑控制自己手脚协调写出毛笔字的同时，利用自己的大脑不断思考如何写好毛笔字，进行了脑力锻炼，有助于延缓衰老，预防老年痴呆症。

○ 养花

养花植草也是培养老年人学习和实践能力的一种途径。老年人通过栽花种草，注意力有效转移，不再关注一些容易影响情绪的消极事物。栽花种草需要掌握各种知识，比如花卉的分类、属性，病虫害的防治，对光线、温度、土壤等生长要素的要求等。这就要求老年人多学习、多动脑、多实践，在一定程度上也能预防认知障碍症的发生。

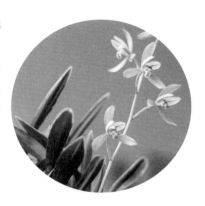

○ 听音乐

音乐不仅能够带给我们的身心非常愉悦的感受，缓解不安情绪，而且对于一些老年朋友来说，平时多听音乐能够刺激激素的分泌，使激素靠近一个非常平稳的水平，因为人体激素的分泌也是能够有效预防老年痴呆的一个重要因素，所以说听音乐对老年痴呆有着很好的缓解作用。

○ 跳舞

跳舞时，人处于运动状态，心肌收缩力加快，心排血量增加、血流加快，呼吸也加深加快，对心肺系统是很好的锻炼，能够促进血液循环，提高机体的新陈代谢，加快机体的生血、造血。轻快的舞曲、欢乐的情绪，能松弛神经、肌肉，使血液循环得到改善。

○ 爬山

经常爬山能促进血液循环，对关节和肌肉都有良好的锻炼作用，能够预防脑血管疾病的发生。山上的空气比较清鲜，有利于消除大脑疲劳和神经细胞的正常活动。

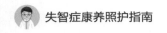

生活健脑小游戏

※ 说出颜色

说出字的颜色，不要读字的发音。

红 绿 蓝 黑 黄 绿 紫 白 橙 灰 粉 黄
红 蓝 黑 褐 棕 黑 黄 绿 紫 蓝 黑 褐
棕 黑 黄 绿 紫 白 橙 灰 粉 黄 灰 蓝

※ 偏不这样做

　　子女和老人分别轮流向对方"发号施令"，如向左转、向右转，但执行者要向所要求的反方向转身，如子女要求向右转，老人应及时向左转。

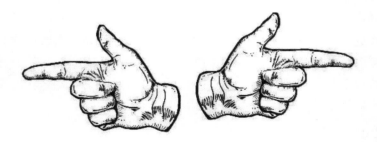

　　人类大脑有一定的可塑性，这两个小游戏可以训练脑内顶叶、枕叶等各功能区的联塑性，从而提高机体的执行能力。通过玩游戏的方式进行锻炼，可以提高大脑的可塑性，增强其各个功能区的联系，有效预防阿尔茨海默病。

✳ 玩魔方

子女可以陪着老人玩魔方，规定在一定时间内完成几个面。

魔方是非常常见的玩具，儿童常玩魔方可以益智，老年人玩魔方可以增加大脑顶叶、枕叶、颞叶的功能及相互的连接，从而提高视空间能力方面的神经可塑性。并且玩魔方时还能全面加强手指运动，还有活跃脑神经的功效。

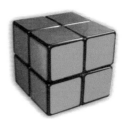

✳ 填字游戏

提供部分字母或单词，然后要求老年人填写剩下的字母或单词。难度逐渐加大，可以增加单词的长度和复杂度。

✳ 拼图游戏

提供拼图图案，要求老年人将拼图图案组装起来。可以逐渐增加拼图的难度和数量。

✳ 翻牌游戏

在一张桌子上放置卡片，要求老年人翻开两张卡片，看是否匹配。如果匹配，则保留这两张卡片，若不匹配则翻转回去。目标是尽可能多地匹配卡片。

✳ 数字接龙

依次说出数字，但当数字含有特定数字（如5）或是该数字的倍数时，就要跳过或者用特定词语代替。这个游戏不仅能锻炼短期记忆力，还可以提高老人的反应速度。

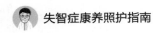

简易精神状态评价量表（MMSE）

项目	积分
1. 定向力 今年是哪一年？ 现在是什么季节？ 现在是几月份？ 今天是几号？ 今天是星期几？ 您住在哪个省？ 您住在哪个县（区）？ 您住在哪个乡（街道）？ 咱们现在在哪家医院？ 咱们现在在第几层楼？	
2. 记忆力 告诉您三种东西，我说完后，请您重复一遍并记住，待会儿还会问您	
3. 注意力和计算力 100−7=？连续减 5 次（得 93、86、79、72、65。若前一个答案错了，但下一个正确，只记一次错误）	
4. 回忆能力（3分） 现在请您说出我刚才告诉您让您记住的那些东西	
5. 命名能力 出示手表，问："这个是什么东西？" 出示钢笔，问："这个是什么东西？"	

项目	积分
6. 复述能力 我现在说一句话，请跟我清楚地重复一遍："四十四只石狮子"	
7. 阅读能力 "闭上您的眼睛"，请您念念这句话，并按上面的意思去做	
8. 三步命令 我给您一张纸，请您按我说的去做，现在开始："用右手拿着这张纸，用两只手将它对折起来，放在您的左腿上"	
9. 书写能力 要求受试者自己写一个完整的句子	
10. 结构能力 （出示图案）请您照上面图案画下来	

操作说明

1. 定向力（最高分：10分）

首先询问日期，之后再有针对性地询问其他部分，如"您能告诉我现在是什么季节吗"。每答对一题得1分。

请依次提问，您能告诉我您住在什么省市吗（包括区县、街道、具体地方、第几层楼），每答对一题得1分。

2. 记忆力（最高分：3分）

告诉被测试者你将问几个问题来检查他/她的记忆力，然后清楚、缓慢地说出3个相互无关的东西的名称（如皮球、国旗、树木，大约1秒钟说一个），说完所有的3个名称之后，要求被测试者重复它们。被测试者的得分取决于他们首次重复的答案（答对一个得1分，最多得3分）。如果他们没能完全记住，你可以重复，但重复的次数不能超过5次。如果5

次后他们仍未记住所有的3个名称，那么对于回忆能力的检查就没有意义了（请跳过第4部分"回忆能力"检查）。

3.注意力和计算力（最高分：5分）

要求被测试者从100开始减7，之后再减7，一直减5次（即93、86、79、72、65）。每答对一个得1分，如果前次错了，但下一个答案是对的，也得1分。

4.回忆能力（最高分：3分）

如果之前记忆力检查的被测试者完全记住了3个名称，现在就让他们再重复一遍。每正确重复一个得1分，最高3分。

5.语言能力（最高分：9分）

（1）命名能力（0～2分）。拿出手表卡片给被测试者看，要求他们说出这是什么。之后拿出铅笔问他们同样的问题。

（2）复述能力（0～1分）。要求被测试者注意你说的话并重复一次，注意只允许重复一次。这句话是"四十四只石狮子"，只有正确、咬字清楚的才计1分。

（3）三步命令（0～3分）。给被测试者一张白纸，要求对方按你的命令去做，注意不要重复或示范，只有他们按正确顺序做的动作才算正确。每个正确动作计1分。

（4）阅读能力（0～1分）。拿出一张"闭上您的眼睛"卡片给被测试者看，要求被测试者读它并按要求去做，只有他们确实闭上眼睛才能得分。

（5）书写能力（0～1分）。给被测试者一张白纸，让他们自发地写出一个完整的句子。句子必须有主语、动词，并有意义。注意你不能给予任何提示，语法和标点的错误可以忽略。

（6）结构能力（0～1分）。在一张白纸上画有交叉的两个五边形，要求被测试者照样准确地画出来。五边形需画出5个清楚的角和5条边，同时两个五边形交叉处形成菱形，线条的抖动和图形的旋转可以忽略。

判定标准：最高得分为30分，分数在27～30分为正常，低于27分为认知功能障碍。严重程度分级方法：轻度，MMSE>21分；中度，MMSE在10~20分；重度，MMSE<9分。

失智症患者生命体征的监测

❋ 测量体温

体温分为体核温度和体表温度。日常所说的体温多指体表温度，它相对稳定且比皮肤温度高。体表温度是指皮肤表面的温度，可受环境温度和衣着情况的影响。而照护等相关性研究中所说的体温是指机体深部的平均温度，体温的相对恒定是机体新陈代谢和生命活动正常进行的必要条件。

○ 成人体温平均值及正常范围

部位	平均值	正常范围
口温	37.0℃	36.3~37.2℃
肛温	37.5℃	36.5~37.7℃
腋温	36.5℃	36.0~37.0℃
耳温	37.0℃	36.0~37.5℃

○ 体温计的种类

水银体温计：水银体温计又称玻璃体温计，分口表、肛表、腋表3种。玻璃管末端的球部装有水银，口表和腋表的球部较细长，有助于测温时扩大接触面；体温表毛细管的下端和球部之间有一狭窄部分，使水银遇热膨胀后不能自动回缩，从而保证体温测试值的准确性。

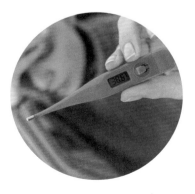

电子体温计：电子体温计采用电子感温探头来测量体温，测得的温度直接由数字显示，读数直观，测温准确，灵敏度高。

其他还有前额体温计、报警体温计、远红外线测温仪等。

⭕ 体温计的消毒

体温计应一人一用，用后消毒，防止引起交叉感染。

水银体温计消毒法：将使用后的体温计放入消毒液中，以清水冲洗擦干后放入清洁容器中备用。注意口表、肛表、腋表应分别消毒和存放。

电子体温计消毒法：仅消毒电子感温探头部分，应根据制作材料的性质选用不同的消毒方法，如浸泡、熏蒸等。

❋ 测量血压

血压（BP）是血管内流动着的血液对单位面积血管壁的侧压力（压强），一般所说的血压是指动脉血压。在一个心动周期中，动脉血压上升达到的最高值称为收缩压，动脉血压下降达到的最低值称为舒张压。收缩压与舒张压的差值称为脉搏压，简称脉压。

随着年龄的增长，体温、呼吸、心率和脉搏均比青壮年偏低，但是血压却不同，收缩压和舒张压均有逐渐增高的趋势，但收缩压的升高比舒张压的升高更显著，且男女之间也有少许差别。

成人正常收缩压为90～139毫米汞柱，舒张压为60～89毫米汞柱，脉压

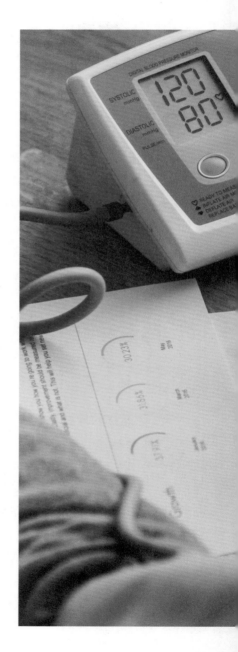

30～40毫米汞柱（1毫米汞柱=133.322帕）。

常用的血压计有两种：

水银血压计：加压气球可向袖带气囊充气；压力活门可调节压力大小。袖带由内层长方形扁平的橡胶气囊和外层布套组成。选用大小合适的气囊袖带。水银血压计的优点是测得的数值准确可靠，但较笨重，且玻璃管部分易破裂。

电子血压计：敏感性较高，只需要按动开关键，一切就可以自动完成，数秒内即可得到收缩压、舒张压、脉搏数值。

❋ 测量脉搏

由于心脏的收缩和舒张，导致动脉管壁产生有节律的搏动，称为动脉脉搏，简称脉搏。每分钟脉搏搏动的次数（频率）产生了脉率。正常情况下，脉搏搏动次数和心率是一致的。

成人安静状态下的脉搏为60～100次/分。

❋ 呼吸、心率

机体在新陈代谢过程中，需要不断地从外界环境中摄取氧气，并把自身产生的二氧化碳排出体外，机体与环境之间所进行的气体交换过程称为呼吸。呼吸是维持机体新陈代谢和生命活动所必需的基本生理过程之一，一旦呼吸停止，生命就会受到威胁。

正常呼吸频率：16～20次/分。

心率是指正常人安静状态下每分钟心跳的次数，一般为60～100次/分。

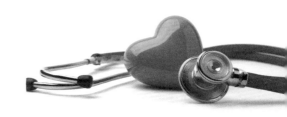

失智症患者突发情况如何处理

随着年龄的增长及疾病病程的进展，失智症患者的认知功能全面衰退，生活自理能力逐渐下降，身体的协调性逐渐减弱乃至消失，同时患者可能出现心理、情绪波动以及精神行为症状，加之家属、社会支持方面的种种原因导致外部安全支持系统的缺失，导致失智症患者识别并规避意外风险的能力逐渐降低，控制自己行为的能力减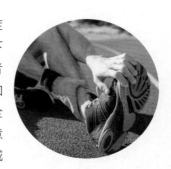弱，从而成为意外伤害发生的高危人群。老年人意外伤害事故包括跌倒致伤、骨折、走失、坠床、烫伤、误服、自伤、误吸窒息、噎食、压疮、猝死等，其中跌倒致伤、骨折最为常见。上海市福利协会一项针对养老院事故的统计显示，因跌倒致伤的老年人占40%左右，而相对于认知功能正常的患者，失智症患者受到意外伤害的风险则更高，包括更高的跌倒受伤、游荡走失风险。

❋ 跌倒的处理与防范

跌倒是指患者突发的、不自主的、非故意的体位改变，倒在地上或更低的平面上。《国际疾病分类（第10版）》（ICD-10）中对跌倒的分类：①从一个平面至另一个（更低）平面的跌落；②同一个平面的跌倒。跌倒是老年人最常见的意外伤害事件，世界卫生组织认为跌倒是老年慢性致残的第三大原因，每年大约30%的65岁以上老年人发生过跌倒，15%发生2次以上并伴有骨折、软组织损伤和脑部伤害等。失智症患者是跌倒的高危人群，相比一般患者，跌倒发生率高出4倍。据统计，在英国，40%～50%的失智症患者每年跌倒1次。在我国相关统计中，失智症患者的跌倒占了老年人跌倒的40%以上。

　　失智症患者跌倒导致的伤害可以是致命或非致命的，其对躯体造成的伤害因失智症疾病因素更甚于一般患者。跌倒发生后的及时呼救及现场正确的处理是减轻跌倒导致伤害程度的重要措施，而失智症患者由于认知功能的下降、判断力及警觉性的下降、语言交流的困难，导致跌倒后不能及时寻求帮助，甚至由于自我不正确处理而导致二次伤害。很多失智症患者被发现跌倒后不能准确述说跌倒的发生过程，身体不适如疼痛、关节活动受限等，影响了现场判断及救治的及时性，也导致失智症患者跌倒后导致的躯体伤害更甚于普通患者。据统计，22%～60%的老年人曾因跌倒而受伤，其中引起严重器质性损伤的占10%～15%，而这个比例在失智症患者中则更高。

○ 正确评估，确认潜在的跌倒风险等级

　　在失智症患者入住长期照护机构后，照护者应对所照护的失智症患者进行认真的评估，包括初始评估、实时评估、周期评估及跌倒后评估，随时发现因疾病发展而变化的跌倒风险及确定风险等级。失智症跌倒风险评估的时间及内容：

初始评估　入住照护机构24小时内完成失智症患者初始跌倒风险评估。初始跌倒评估内容包括失智症患者临床评估（一般状况、疾病情况），康复评估，失禁评估，精神评估检查，生活质量评估，用药情况及环境评估；询问家属和照护者，收集失智症患者既往有无跌倒史、可能导致跌倒的因素，以及家庭成员如何进行跌倒防范。

实时评估　跌倒预测因素改变时及时进行跌倒风险评估。评估内容包括失智症患者病情进展情况、精神行为状态、体能情况、睡眠、二便情况、活动情况、视力听力等认知功能情况，以及药物使用情况变动，对环境的适应情况等。

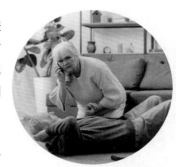

跌倒后评估

跌倒后风险评估应在跌倒事件现场妥善处理后及时进行。除常规评估失智症患者的健康内容外，还需详细了解以下内容：

本次跌倒发生的时间、地点；跌倒发生时失智症患者所处状态，如是否在起床时、是否在排尿、是否沐浴后，是否在其不熟悉的环境下，是否更换了主要照护者等。

失智症患者跌倒前是否有不舒服表现，比如突然不愿活动，本来行走无障碍的忽然走路不稳了，有无肢体抽动，有无意识障碍等。以上表现说明失智症患者可能在跌倒前有心脑血管或神经系统方面的原因。

失智症患者是否服用了可能导致跌倒发生的药物，或更改了可导致跌倒发生的药物。引起瞌睡、头晕、步态不稳、直立性低血压、倦怠、视力模糊的药物均可能将患者置于跌倒的危险中，常见的有镇静催眠药物、抗精神病类药物、镇痛药、降糖药、降压药、抗帕金森药等。服用4种或更多药物是跌倒的另一危险因素。

是否有饮酒，酒精急性中毒或慢性酒精性脑病均能引起跌倒。

跌倒后失智症患者的反应，比如有无意识丧失，有无慢性意识加重，平卧后是否很快恢复。

周期评估

长期入住照护机构的失智症患者每季度进行一次全面跌倒风险评估。

○ 失智症患者跌倒防范护理计划要点

- 确保失智症患者在需要活动、穿衣、如厕时得到护理人员的帮助。需保证护理服务的连续性，促进照护人员与被照顾患者之间建立信任关系。

- 减少身体约束，除非需要进行紧急的医学治疗。

- 让患者穿着防滑和支撑性好的鞋子，选择舒适安全的衣服。

- 合理使用辅具。

- 帮助失智症患者营造良好的睡眠环境，并养成有规律的睡眠习惯。

- 尽量保持失智症患者尚存的活动能力、自理能力，鼓励其进行适当的活动。

- 一旦失智症患者发生跌倒，护理人员必须立即处理，对跌倒事故进行评估，确认跌倒原因，改善照护计划。

○ 减轻跌倒后损伤与跌倒后处理

1 在失智症患者早期认知情况尚好时，应指导其学会正确的跌倒方式，经常练习如何"跌倒"。跌倒在一定范围内可预防，但并非完全可以避免，所以应该让患者知晓跌倒不可避免时如何最大程度地减轻损伤。原则是要避开关节、头部等重要部位，并且尽量减少支撑的企图。跌倒发生时，立即放松全身肌肉，主动屈曲四肢关节，弓腰低头，双手护在头部，双肘屈于胸前，团身、顺势倒下。最重要的是尽量做到以一侧身体着地，前倾或后倾时一定要旋转身体达到这一目的。

2 跌倒后应正确判断伤情并及时呼救，避免二次损伤。跌倒后如评估患者无明显机体损伤，陪护人员应根据跌倒的不同姿势，协助其采用正确的起身方法。

3 跌倒后的现场急救，原则上不要急于扶起患者，而应根据具体情况采取相应措施，尽量避免跌倒后的继发损伤。

如患者意识不清，应立即呼救机构的医务人员，同时做好一些必要的急救措施：外伤出血者尝试止血、包扎；有呕吐者协助其把头偏向一侧，清理口鼻呕吐物，保证呼吸道通畅；患者如有抽搐，将其移至平整地方，防止碰伤、擦伤，必要时牙间垫硬物，防止舌咬伤，不要强力按压抽搐肢体，防止骨折；如患者心跳呼吸停止，立即给予心脏按压等急救措施；如需要搬动患者，搬运过程需保证平稳，尽量使其平卧。

如患者意识清醒，询问其跌倒情况及跌倒过程、有无头痛等，暂时不搬动患者，呼叫机构医务人员检查后，根据损伤情况给予处置，尤其判断可能存在骨折的情况下，不要搬动患者，由专业人员来移动。

跌倒后如患者无明显不适、疼痛，可协助患者慢慢起立，坐、卧休息，并进行观察，确认无损伤后方可恢复活动。

4 跌倒致损伤者应在康复医师和治疗师的指导下尽早进行康复训练，恢复肢体功能。

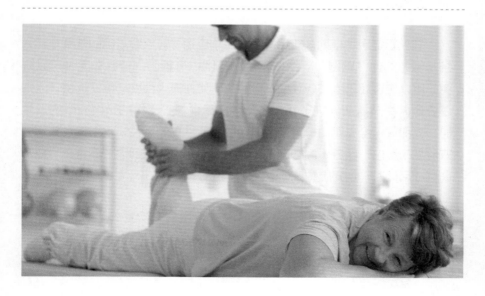

※ 失智症患者走失防范

　　失智症患者的走失行为是指在日常生活中患者不能确认自己的位置，不能找到目的地或起始地点的位置，而迷途不返或下落不明。许多家庭和很多养老机构都发生过失智症患者因不安全游荡而走失的事故，一旦走失，患者可能面临受伤、跌倒、死亡等严重后果。

　　因此，照护者要制订护理计划，做好走失防护措施的落实：

1 　　正确认识失智症患者的游荡行为，对患者的游荡行为发生原因、失智症患者心理状态进行学习了解，能区分有益的游荡和不安全的游荡行为，能避免不安全游荡发生，防止走失。对日常陪护中容易忽略的生活细节导致失智症患者单独游荡走失的原因进行罗列学习，降低走失风险；学习发现患者走失时应采取的措施。

2 　　为失智症患者指派相对固定的护理人员，为患者建立起熟悉和安全的感觉。

3 　　鼓励并支持失智症患者的安全有益的游荡行为，并且确保游荡处于护理人员的监管之下。安全有益的游荡能够锻炼患者的行走及移动能力，为患者带来更多的社交互动，有益于患者感到愉悦，减少因不良情绪导致的精神行为症状及不安全的游荡。陪护人员可以选择患者熟悉的活动区域、路线，陪伴其散步、锻炼、晒太阳，可提高其寻路能力；也可以在患者身体允许的情况下鼓励参与家务活动，避免患者整日无所事事导致游荡。

4 　　在日常生活中，护理人员了解并确保满足患者的基本生活需求，如吃饭、饮水、如厕、休息等，可降低患者因这些需求而游荡的概率；注意及时了解到患者身体上的不舒服，如疼痛、发热等及时处理，可以减少不安全的游荡。

5 为患者配备GPS定位装置，并保证患者随时携带，保证在万一患者走失的情况下能够尽快找到患者的方位，以缩小搜救范围。

6 公共场所如医院、公园、餐厅等人多拥挤处，往往有多个出入口，照顾者必须紧握患者的手，以免走失。

7 公共厕所是容易被忽略、极易发生走失的场所，最好陪同人员一起进厕所。如果因性别原因不能进入，陪同人员需要观察清楚公厕出入口情况，避免患者单独出来看不见照顾者而着急，四处寻找而致走失。

8 建立描述患者如何走失的记录，可以从中吸取教训，从而更好地预防走失。